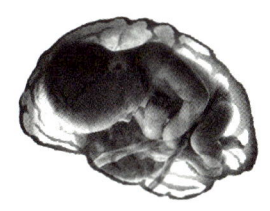

생명은 형성되어 간다.
생존을 위해 스스로 적응하기 때문이다.
처음 적응을 시작하는 뱃속의 인간을
성공적으로 돕는 일이 태교다.
모든 일이 그렇듯이 인간도 처음이 중요하다.
부모가 자녀에게 가장 처음 주는 선물,
자식이 평생 간직하는 보물, 태교!

**뇌과학이 밝혀낸
놀라운 태교 이야기**
21세기 한국의 영재태교를 말한다

2011년 4월 25일 1판 1쇄 인쇄
2011년 4월 30일 1판 1쇄 발행

저자 김수용
펴낸이 김인현
펴낸곳 종이거울
영업국장 김희중
디자인 필디자인
인쇄 금강인쇄(주)
등록 2002년 9월 23일(제19-61호)
주소 경기도 안성시 죽산면 용설리 1178-1
전화 031-676-8700
서울사무소
전화 02-419-8704 팩스 02-336-8701
E-mail dopiansa@hanmail.net
홈페이지 www.dopiansa.com

ⓒ 2011, 김수용
이 책의 저작권은 저작권자에게 있습니다.
저작권자와 출판사의 허락없이 내용의 일부를 인용하거나 발췌하는 것을 금합니다.

ISBN 978-89-90562-35-7 03590

책값은 뒤표지에 있습니다.
잘못된 책은 바꿔드립니다.

萬里無雲 6

뇌과학이 밝혀낸
놀라운 태교 이야기

21세기 한국의 영재태교를 말한다

| 글·김수용 |

종이거울

추천사

태교는 과학적이고, 영성적인 한국인의 지혜

문용린 | 前 교육부 장관, 서울대 교육학과 교수, 긍정심리학회장, 한국교육학회장

뇌과학자와 선승이 펼쳐가는 태교 이야기에 나는 놀라움을 금치 못했다. 30년을 교육심리학자로 살아왔지만, 그간 태교에 대해서는 반신반의하면서 적극적인 긍정도, 적극적인 부정도 못한 채 어정쩡한 입장으로 지내왔다. 흡사 양의들이 인삼과 홍삼의 효능을 긍정하기도 부정하기도 어려워하는 태도처럼 말이다.

김수용 교수와 마하스님의 태교에 관한 대화는 19세기 초 사주당 이씨가 쓴 세계 최초의 태교 교과서인 『태교신기』에 대한 설명으로부터 시작한다. 『태교신기』의 가치는 사주당이 창안한 태교이론이 아니라 우리 민족이 수천 년 동안 전승해 온 태교와 관련된 구전지혜를 문헌지혜로 집대성했다는 점이다. 순수 물리학자인 김수용 교수는 『태교신기』에 빠져 태교에 더 깊은 관심을 갖게 되었다고 고백한다.

이 책에서 불교의 선수행자인 마하스님은 김수용 교수에게 태교에 관한 화두를 끊임없이 던지고 있다. 또 목화에서 실을 뽑는 물레처럼 태

교에 관한 뇌과학적 성과를 끈질기게 뽑아내고 있다. 따라서 이 책은 태교에 관한 전통이론과 그 이론을 뇌과학적 연구방법과 가설로 검토하고, 검증해 내려 한 시도를 담은 책이다.

인삼과 홍삼의 효능을 현대 첨단과학이 조금씩 밝혀내고는 있지만, 아직도 그 신비를 다 풀지 못하고 있는 것처럼, 태교의 신비는 여전히 과학으로 풀기에는 너무 심오하다. 김수용 교수는 그런 점에서 용감하고, 끈질기게 집요한 학자다. 추리소설 작가가 베일에 가려있는 범인을 추적하듯이, 김교수는 겹겹의 베일에 깊숙이 감춰져 있는 태교의 신비를 첨단과학 장비를 동원해서 하나하나 풀어나가고 있다.

이 책을 펼쳐 김수용 교수와 마하스님의 대화 속에 빨려들어 가다보면, 첨단 뇌과학의 현장 깊숙이 들어와 있다는 착각을 일으킬 정도다. 태교에 관해서 이만큼 과학적이고, 영성적이며, 동양학적인 지혜를 망라하고 있는 책을 일찍이 들어본 적이 없다.

다양한 계층의 독자가 이 책을 관심 깊이 읽게 될 것 같다. 심리학과 교육학을 전공하는 학자와 대학원생들의 강한 지적 호기심을 유발시킬 것이 틀림없고, 태교의 신비한 힘을 이미 경험했거나 느끼고 있는 일반 대중, 임신 중인 예비엄마와 아빠들, 앞으로 결혼해야 할 젊은 청춘남녀들, 모두가 이 책을 손에 들기만 하면, 깊이 몰입하게 될 것으로 예상해서다.

그만큼 이 책은 폭넓은 관심을 불러일으킬 수 있고, 거기에 따른 설득력이 있다. 태교에 관한 뇌과학적, 영성적 그리고 동양학적 설득력 말이다.

추천사

태교는 산부인과 의사인 나의 확신!

이길여 | 의학박사, 경원대학교총장

나는 엄마 뱃속에서의 10개월이 한 인간의 일생을 좌우하는 시기라고 믿고 있다. 이 믿음은 50년 넘게 산부인과 의사로 지내는 동안 형성된 나의 확신이다.

경원대학교가 육아·생명공동체운동인 '세살마을'을 전개하면서 태교를 중요 연구분야로 결정한 것도 이 때문이다.

태교는 한민족 특유의 지혜가 담긴 우리의 고유한 출산문화지만, 현대화의 물결에 밀려 한동안 업신여김을 당했다. 이런 상황에서 물리학 박사인 KAIST 김수용 교수는 태교의 효능을 과학적으로 입증해 태교에 대한 그릇된 인식을 바로 잡는 데 기여했다. 그가 펴내는 이 책이 우리의 소중한 아이들을 훌륭한 인재로 육성하는 데 큰 도움이 될 것으로 믿는다.

추천사

뇌과학자와 선승의 만남, 사랑의 인간만이 해결책이다

이시형 | 정신과의사, 힐리언스선마을촌장, (사)한국산림치유포럼회장

뇌과학자와 선승이 만드는 '영재전략'이라는 타이틀이 먼저 눈에 보인다. 희한하게도 뇌과학자와 불교의 선승이 만나서 인간에 대한 이해와 태도를 주고받고 있다. 거기엔 영재라고 해서 그저 머리만 뛰어난 것이 아니라 인간으로서 모든 덕성을 잘 갖춘 인격체를 말하고 있다. 그 인격체는 사랑으로 이루어지고, 보다 높은 정신차원으로 형성됨을 강조하고 있다. 따라서 부모들의 바람은 자녀가 바르고 지혜롭고 건강하게 자라는 일이다. 그러한 아기의 능력은 유전자에 의해서만이 아니고, 무엇보다 뱃속 인간의 처음 환경이 중요하다. 그 환경은 사랑이다. 인간은 뱃속, 사랑으로 완성되기 때문이다. 태어난 후 발달기 환경의 중요성은 그 다음이다.

 이 책은 교육학자가 아닌 뇌과학자가 나서서 어떻게 태아자극을 해야 할지에 대한 태아교육방법을 제시하고 있다. 저자는 이 책에서 뇌과학을 근거로 태교의 뜻과 실현방법을 우리에게 자세하게 알려주고 있

다. 저자는 자칫 어렵게 느껴질 수도 있는 뇌과학으로 태교를 쉽게 설명하고 있다. 특히 이 책의 질의응답이 갖는 대화형식은 어려운 것을 쉽게도 만들고 딱딱한 것에 재미도 느끼게 하는 방법이다. 태교에 대한 일방적인 설명보다 대화로 설득해 가는 과정, 그것도 뇌과학자와 선승의 대화를 통해 태교를 이해한다는 점에서 드문 일이기도 하고 매력적이기도 하다. 이런 형식은 아마 이 분야의 책으로는 처음일 것이다. 신선하고 좋은 시도라고 본다. 이제 많은 사람들이 읽어서 인간에 대한 외경과 보다 큰 책임감을 가졌으면 좋겠다. 사랑의 인간만이 해결책이다.

추천사

태교의 과학적인 근거를 제시한 의미 깊은 책

김복자 | (사)글로벌영재학회 한국태교문화원 상무이사

세상의 모든 어머니들 소망은 자녀가 바른 성품과 지혜를 가진 아이로 자라는 것이다. 그런 자녀는 이미 보유한 유전자, 태아기의 자궁 속 환경, 태어나서의 발달성장과정 중의 주변 환경에 영향을 받는다. 이는 어느 하나 소홀히 할 수 없는 중점요소라는 것을 우리는 잘 알고 있다. 일반적으로 아이의 뇌 발달에 영향을 주는 요소 및 그 해법은 교육학자, 심리학자 등에 의해 많은 연구가 이루어졌다. 그건 주로 출산 직후부터 아이에게 주입하는 교육, 놀이 등등이다. 최근에는 뇌과학자들에 의해 태아기 뇌발달 연구를 통해 태교의 중요성이 부각되고, 출생 후에도 아이의 성장과 발달과정에 태교가 얼마나 많은 영향을 미치는지를 증명하고 있다.

 이 책은 태교가 과학적으로 아이의 뇌 발달에 미치는 영향 및 그에 따른 과학적 근거를 토대로 질의응답 식으로 쉽게 정리하여 독자의 이해도를 높였다. 더 나아가 태교를 왜 해야 하며, 한다면 어떻게 해야 하는지에 대해 원리와 해법이 제시되어 있다. 그러므로 이 책은 임신 전 여성, 임신한 산모, 교사, 카운슬러, 교육관계자 등에게 태교의 중요성을 이해하는데 매우 유용한 교과서가 될 것이다. 내가 현장에서 10여 년 동안 산모들을 만나면서 가장 많이 받았던 질문은 '태교가 과연 과학적 근거가 있느냐?' 이었는데, 이 책은 그 질문에 대해 어떤 책보다 더 간결하고 명확하게 대답해주고 있다. 저자는 21세기 한강의 새로운 기적은, 한 인간의 모든 것이 형성되는 자궁이라는 교실에서 이루어지는 태아교육에서부터 시작해야 한다고 주장한다. 따라서 세상의 모든 어머니들이 간절히 바라는 '바르고 지혜로운 내 아이'는 바로 이 책에서 그 길을 찾을 수 있을 것이라고 나는 확신한다.

머리말

필자는 1970년대 대학에 들어가 공부를 하였습니다. 우리나라의 경제가 한창 일어날 때였습니다. 그런 사회적인 분위기로 국민 모두가 희망적이었고 다투어 일할 때였습니다. 요즘의 젊은이들처럼 앞으로 어떻게 살 것인가를 고민한다기 보다는 공부가 재미있어서 공부만 하며 이상을 향해 앞으로 나아갔습니다. 전공인 물리학 공부를 하면서도 그 속에서 아름다움을 관찰하고 느끼며 이상과 포부, 인생의 설계를 그려 나갔지요.

필자는 한국에서 학업을 마치고 바로 유학을 떠났습니다. 경제가 성장기에 있을 때라 한국에 얼마든지 일자리도 있었고 즐겁게 살 수도 있었지만 그런 것보다는 공부를 더 하고 싶었고 공부가 좋았습니다. 그러나 그 당시에 누구나 마음만 먹으면 유학을 갈 만큼 나라가 부유했던 것은 아니었습니다. 대부분의 가정들은 어렵게 살았지요. 그때 필자를 움직인 또 하나의 조건은 장학금이 보장되었던 것입니다.

돌이켜 생각해 보면 그때 미국은 외국인에게 너그럽고 자비로운 나라였습니다. 그 비싼 학자금, 생활비를 장학금 명목으로 가난한 나라의 젊은이들에게 준 나라였으니까요. 그때 우리 한국의 존재는 미국인들에게 거의 알려져 있지 않았고, 미국에 살고 있는 우리 교포의 숫자도 많지 않았습니다. 필자 또한 나이도 어렸지만 극동의 조용하고 작은 나라 한국에서 태어나 살다보니 세계를 바라보는 그 어떤 안목도 없었습니다.

그런 필자가 미국에 가서 처음 대했던 것은 어렸을 때 배웠던 자유의 여신상, 엠파이어스테이트 빌딩, 타임스퀘어 등이었습니다. 실제로 미국 뉴욕의 명승지를 직접 거닐어보니 감회가 무량했습니다. 6년을 뉴욕에 살며 중국인, 일본인, 앵글로색슨, 중남미 출신의 스페니쉬, 인도, 파키스탄, 유대인 등 여러 민족들의 사람들을 만났고, 그들의 면면을 살펴보며 우리 한민족의 위대함을 키워야 한다는 마음이 은연중 싹터 올랐습니다.

개인적으로 필자의 생활은 어려웠습니다. 비록 장학금을 받았지만 어린아이가 태어나자 여러 가지로 곤란을 받았습니다. 여기저기 뛰어다니며 아르바이트를 하면서 연구를 계속할 수밖에 없었습니다. 그야말로 하루하루 힘든 생활이었지요. 하루의 일을 마치고 집으로 돌아오는 길, 뉴욕 밤하늘의 별들을 바라보면서 '나의 목표를 이루게 해 주십시오'라고 기도를 하면서 스스로를 다지곤 했습니다.

어느 날은 집에 돌아오니 양식이 떨어졌다고 아내가 말했습니다. 궁즉통이라고 해야 할지 변명이라고 해야 할지 이미 공부한 책을 죄다 팔았습니다. 그리고 그 주일날 아들과 컬럼비아대학 캠퍼스 옆에 있는 성당 미사에 갔습니다. 미사를 끝내고 아들을 안고 마리아상 앞에 서니 불현듯 눈물이 쏟아졌습니다. 주위를 의식할 수도 없이 주체할 수 없는 눈물이 흘러 한동안 성모상 앞에 서서 '이곳에서 제가 좌절하거나 쓰러지지 않고 학업을 마칠 수 있는 은총을 주세요' 라고 기도를 했습니다.

정말 그 후에 아르바이트 할 일자리가 새로 생기고 끊어지지도 않았지요. 많지 않은 교포들이었지만 그들의 자녀를 가르쳤습니다. 필자가 살았던 뉴욕 맨해튼에서 뉴저지주의 잉글우드클립스, 스테튼 아일랜드, 브롱스, 퀸즈, 맨해튼의 업타운 등등 여러 곳을 멀다 않고 뛰어다니면서 아르바이트와 연구 활동을 계속했습니다. 오고가는 중에 항상 시끄럽고 더러운 뉴욕의 지하철을 탔지요. 필자의 연구는 주로 그 지하철 안에서 이루어졌습니다. 그리고 귀에는 소니의 워크맨이 꽂아져 있었지요. 비발디의 성가곡, 여러 오페라의 아리아 등이 힘든 시절 나의 절친한 친구가 되어주었지요.

그때 무에서 유를 만들려면 희생도 있고, 노력도 있고, 창의성이 바탕을 이루어야 한다고 생각했습니다. 지금 생각해 보면 필자의 과학적인 창의성과 나라에 대한 마음은 뉴욕 유학시절에 심취했던 클래식 곡들과 어려운 생활 덕분이 아니었나 생각해 봅니다. 필자의 어린 시절 한국에서는 너무나 가난해서 먹고사는 일에 급급하여 클래식 음악을 감상할 기회가 없었지요. 뉴욕에서 접해 본 음악이 나의 뇌에 유연함을 되찾아 주지 않았나 생각합니다.

필자는 귀국하여 여러 학생들을 가르쳤습니다. 국제물리올림피아드에 파견할 과학고 학생들도 가르쳤지요. 학생들을 10년 이상 가르치다 보니 어떤 아이들이 가능성이 있는 영재학생인지를 판단할 수가 있었습니다. 이들을 선발하여 가르쳐 외국의 경시대회에 출전시켰습니다. 금, 은, 동상을 받았지요. 후에 이들은 하버드, MIT, 스탠퍼드, 컬럼비아대학 등으로 유학을 갔습니다.

필자는 영재성이란 것을 이들로부터 깨우치게 되었습니다. 그로부터 영재성과 태교라는 분야에 관심을 가지게 되었고, 큰 가능성을 보아 급기야 온전히 몸을 담게 되었습니다. 또 엄마가 겸손하지 않으면 아무리 자식이 영재성이 있더라도 크게 성공하지 못하는 사례를 은연중에 발견하게 되었습니다. 큰 자식일수록 엄마 아빠가 그 자식의 재주나 능력을 숨길 필요가 있습니다. 자식의 능력이 아주 크게 성장할 때까지 꾹 참고 기다리는 엄마 아빠의 지혜가 필요하다는 사실을 절감했습니다.

이 책이 나올 수 있었던 것은 그동안 학생들을 가르치면서 얻었던 체험, 동양의 고전을 읽으며 느낀 소감, 주변의 훌륭한 집안에서의 여인의 삶 등등을 살펴보며 우리의 예비 엄마, 아빠에게 삶의 지혜와 선물을 주고 싶었습니다. 물론 송암스님의 때에 맞춘 제안이 있었지만, 이미 저의 가슴속에는 그런 생각이 간직되어 그때를 기다리고 있었던 겁니다. 이렇게 뜻밖에 책이 쉽게 나온 것은 서로 인연이 맞았던 거지요. 따라서 이 책은 출판사 시리즈의 기획대로 질문 54가지와 답변 54가지로 구성되어 있습니다.

아무쪼록 독자들께서는, 특히 예비 부모들은 앞으로 다가올 시대의 인생을 미리 잘 생각하고 예비해 주시기 바랍니다. 미리 준비된 안심과 옷깃을 여미는 겸손으로 자신과 가정에 기쁨을 더하고 나라에 희망을 주는 2세, 3세를 맞이하시기를 기원합니다. 그래서 장차 독자님들의 자손들이 한국을 전 세계의 모범국가 일등국가로 만들게 될 것임을 확신하고, 그들이 이웃을 사랑하며 나라에 봉사하고 인류를 행복과 평화의 세계로 선도할 수 있기를 기도합니다.

그리고 이 책 안에서도 표현한 바와 같이 쪽머리를 한 다소곳한 한국 여인들이 뉴욕, 로스앤젤레스, 워싱턴 등지의 미국 병원에서 태교 클리닉을 하는 스페셜리스트들이 되어 활동하는 모습을 조용히 상상해 봅니다. 한국의 전통태교가 이 땅의 여인들에 의해 제2의 경제부흥을 일으키는 원동력이 되고, 나아가 한국정신문화의 정수인 태교가 세계 인류의 생명존중이 되고 존엄이 되어 인류행복과 세계평화의 방법으로 새로운 부가가치를 창출하는 진정한 한류가 되기를 간절히 바랍니다.

마지막으로 이 글을 유식唯識 30송頌의 저자에게 올리고 싶습니다.

2011. 3.
대덕연구단지 첨단과학기술의 요람에서
저자 김수용

차 례

추천사 문용린·이길여·이시형·김복자   4
머리말   12

만남   20

01 뇌과학과 태교   22
02 태교의 근본은 선인선과 (善因善果)   29
03 설계도가 있어야   45
04 인류에게 기여할 우리의 전통가치   60
05 태교는 평등을 넘어선다   69
06 태교 – 인간학, 오늘의 뇌과학으로 본다   73
07 남녀의 차이   76
08 남녀의 환경적응과 발달   82
09 뇌와 도의 세계   87
10 종교인들도 변해야 한다   94
11 사랑받는 태아의 뇌   99
12 뇌의 형이상학과 형이하학   109
13 태아의 뇌 발달과정   112
14 태아는 다 안다   115
15 280일 동안의 태교   120

16 뉴런	123
17 시냅스의 역할	126
18 시냅스와 마음작용	130
19 복잡계와 뉴럴네트워크	138
20 음악자극과 자율신경계	144
21 뇌과학자의 연구방법	150
22 직장여성과 태교	155
23 외국 과학자들의 관심과 연구성과	159
24 인간의 지능이란 무엇인가	165
25 다중지능이론	170
26 음악태교	205
27 뇌과학으로 본 태교	216
28 뇌과학과 성욕	220
29 뇌과학과 본능	224
30 식욕이라는 본능	227
31 식욕과 성욕의 관계	230
32 본능과 이성의 조화	233
33 감정의 조절	236
34 성격형성과 뇌과학	239
35 뇌의 하드웨어와 소프트웨어	242

36 여가생활과 뇌기능	247
37 손놀림과 뇌과학	250
38 좌뇌와 우뇌의 기능	253
39 우뇌를 단련시키는 방법	256
40 기억과 뇌	258
41 집중력에 대하여	260
42 집중력을 높이는 이미지 연상법	263
43 인간의 나이와 뇌파	267
44 수면의 필요성과 수면시에 일어나는 일	271
45 꿈에 대하여	274
46 꿈의 역할	277
47 명상수련과 뇌기능	280
48 뇌기반 교육	284
49 영재교육과 태교	288
50 분만과정도 학습이다	293
51 건전한 출산문화와 태교	297
52 건전한 사회와 사랑	301
53 태교의 목표	306
54 현 시대 교육의 문제점	314
다시 만날 기약	318

만남

　마하스님께서는 불교의 경 공부와 참선공부를 많이 했다고 어떤 분으로부터 귀띔을 받았다. 그뿐 아니라, 몇 년 전에는 미국 뉴욕과 보스턴에 머물면서 유수의 대학 동양학 전공학자뿐 아니라 젊은 신진과학자들과도 교류하면서 아인슈타인, 플랑크, 슈뢰딩거 등의 양자물리학과 현대물리학에 대한 어느 정도의 지식을 가지고 있다는 것도 들었다. 나중에 안 사실이지만 마하스님은 출가 전에 이미 불교와 현대과학에 대한 책을 번역하기도 했다.

　그런 마하스님이 이곳 대덕연구단지 내에 있는 카이스트의 내 연구소를 방문하겠다고 연락을 했다. 얼마 전 신문에 난 나에 관한 기사가 계기를 만들었다. 나는 이곳 카이스트의 물리학과 교수이고, 또 태교와 동양학에 대한 어느 정도의 이해를 가진 사람이기도 하다. 개인적으로는 천주교의 평범한 신자다. 그런 사람으로서 타종교인 불교의 스님과 만난다는 사실이 처음일 뿐 아니라 묘한 흥분마저 일었다. 여태껏 불교의 전문 수행자인 스님과는 만날 기회가 없었기 때문이기도 하고, 그보다는 내가 좋아하는 태교를 주제로 만난다는 지음知音의 기대 때문이기도 하다. 아무튼 나는 뜻밖의 방문 요청을 받고 기대와 설렘으로 오늘을

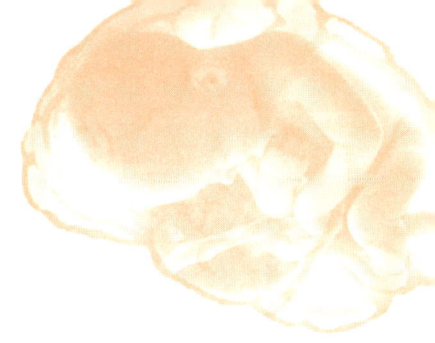

기다렸다. 막상 만날 시간이 차츰 다가오자 소년 같은 설렘이 인다.

　마하스님은 사전 약속한 거의 정확한 시간에 나의 방문을 노크했다. 난 스님을 맞이하기 위해 필요한 몇 가지를 미리 준비했다. 우선 녹차를 구해 놓고, 오늘 이야기 할 자료를 챙겼다. 때맞춰 노크를 한 스님은 내가 나가서 문을 열어줄 사이도 없이, 문을 활짝 열고, 그 활짝 열린 문만큼이나 환한 웃음을 입가에 담고 나에게 전모를 드러냈다. 그리곤 처음 보는 나를 향해 두 팔을 올려 합장인사를 했다. 엉겁결에 나도 스님에게 합장인사로 예의를 갖췄다. 우린 서로 거리가 가까워지자 누가 먼저랄 것도 없이 손을 내밀어 상대의 촉감을 가졌다. 우린 처음 만났지만 어색하지 않았다. 편안하게 녹차 잔을 앞에 두고 마주 앉았다. 녹차 잔을 감싸 쥐고 방을 둘러보던 스님이 먼저 입을 열었다.

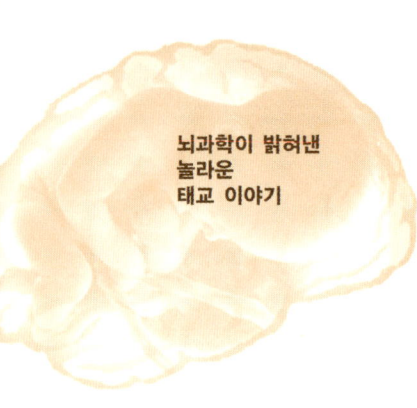

뇌과학이 밝혀낸
놀라운
태교 이야기

1. 뇌과학과 태교

마하스님(이하, 스님) 박사님, 여기 연구실 서가에는 과학에 관한 전공서적 외에도 불교의 대장경과 유교의 13경 등 동양고전이 즐비하게 꽂혀 있군요. 오히려 전공서적보다 동양고전이 더 많은 느낌이 드네요. 얼마나 책들이 **빽빽**한지 마치 책으로 둘러싸인 숲, 서림書林이군요. 물리학자 방이 맞습니까, 아니면 동양학자 방입니까? 하하! 뜻밖입니다. 얼마 간의 짐작은 하고 왔지만 막상 대하고 보니 더 놀랍군요. 허긴 요즘 학문의 벽이 허물어져 가고 있다는 말은 들었지만 여기 와서 보니 더욱 실감나고 눈앞의 사실로 다가오네요.

저는 얼마 전 물리학에 대한 연구와 가르치는 일을 주로 하는 학자가 '뇌과학과 태교'를 연구한다는 지상의 기사를 보고 무척 흥미를 갖게 되었습니다. 그래서 박사님의 연락처를 겨우겨우 수소문하여 이렇게 용감하게(?) 방문한 겁니다.

박사님께서는 어떻게 '뇌과학과 태교'라는 이 독특한 분야에 관심을 가지게 되었습니까? 그리고 태교에 대해서는 직접 임산부들을 모아놓고 교육까지 한다는 이야기도 들었습니다.

전 이곳 학자들은 모두 첨단과학 연구만 한다고 알고 있었어요. 그런데 어떻게 전공과는 엉뚱한 태교에 관심을 가지게 되었는지, 내지 몸소 태아를 위한 임산부교육까지 시행하게 되었는지 궁금합니다. 보기에 따라서는 전공을 떠난 외도를 하는 것 같기도 하고요. 하하하!

김수용 박사(이하, 박사) 스님께서도 전통 태교에 상당한 관심을 가지고 그 중요성을 사람들에게 강조하신다고 하던데요. 물론 불교적인 태교의 입장이겠지요. 윤회전생輪廻轉生 사상이라든가 환생 등은 이미 그 자체로 태교라는 의미를 모두 담고 있지요. 그것은 태교를 훨씬 더 넘어선 이야기라고 봅니다. 저는 거기에 비해 동양학적인, 유교적이거나 민간적인 태교라고나 할까요, 보다 쉽게 말하자면 동양학을 바탕에 깔고 민간에 전승된 태아인간에 대한 이해를 가진 민간신앙이겠지요. 불교사상이나 유교사상, 도교사상과 민간신앙이 혼재된 인간생명관이 동양학일 것이고, 더 정확하게 말하면 우리 한국학이겠지요. 태교는 우리나라 밖에는 없으니까요. 태교로 상징되는 인간 이해는 우리 한국인들의 정신세계에 면면히 흐르고 있어요. 인간에 대한 여러 가르침이나 생활의 지혜가 오랜 세월 동안 민간의 삶 속에 스며들어 복합되고 융합된 것으로 봅니다.

전 물리학자로서 공부를 하는 중에 인간의 뇌에 대해 공부를 하게 되었고, 거기에 관심을 갖고 공부할수록 놀라웠어요. 그런 뇌를 가진 인간을 새롭게 보게 되었지요. 그러다가 어느 날, 그런 인간의 뇌가 바로 어머니의 뱃속에서 만들어진다는 사실을 불현듯 깨닫게 되었어요. 무척, 당연한 일을 그때까지는 까맣게 모르고 지냈던 것이죠. 생각해보면 어이가 없는 일이지요. 전 그때 무릎을 치면서 알게 된 사실을 깨달음이라고 말하고 싶습니다. '인간의 뇌는 어머니가 만들어주었다'는 것에 대한 새로운 인식은, 제가 학습으로 얻은 것이거나 도달한 것이 아니고 바로 깨달음의 소산이라고 여깁니다. 그건 분명하게 하나의 사건이었고 동시에 행동이었습니다. 그로부터 줄곧 관심과 연구, 실천을 하다보니 신문지상에까지 오르내리게 되었지요. 스님께서 저의 이런 심정을 이해할지 모르겠습니다. 전 그때 진정한 깨달음은 곧 행이라는 사실에 눈떴습니다. 불교에서도 깨달음과 행이 둘이 아니라不二고 가르치죠.

아무튼 태교에 대한 관심을 가진 사람들끼리 이렇게 만나니 즐겁습니다. 여러 일이 많으실 텐데 몸소 제 연구실까지 방문해 주셔서 반갑습니다.

저는 젊었을 때, 태교에 대해 깜깜 문외한이었어요. 관심과 이해를 가질 기회가 전혀 없었어요. 앞에서 말씀드린 대로 뇌과학 연구과정에서 생각의 전환이 있은 뒤부터 우리 것에 대해 하나둘 이해하게 되었어요.

지난 100년 전부터 지금까지, 우리 한국이 원자재로부터 생산·판매, 소비자에 이르는 과정까지 순전히 한국적인 문화로 구성되어 있는 문화상품이 몇이나 될까요? 세계 여러 나라에 영향을 주며 자리 잡은 것은, 딱 두 가지가 있다고 봅니다. 물론 한글은 가장 창의적이지만 100년 훨씬 전의 일이니까 여기선 빼기로 하고요. 100년 이후의 일로, 첫 번째는 태권도이고, 두 번째는 통일교라고 봅니다. 미국에 가보면 사람이 별로 많지 않는 시골 자그마한 쇼핑몰에서도 태권도 수련장을 쉽게 찾아볼 수가 있어요. 그곳에서는 우리 태극기를 볼 수 있고 한국어로 된 태권도 구령을 들을 수가 있습니다. 미국, 지리적으로나 문화적으로 전혀 다른 나라에서 태극기를 보고 구령소리를 들으면 한국인으로서 참 묘한 감정을 느끼게 됩니다. 특히 젊은 시절 유학을 가서 만난 그런 기분은 경험해 보지 않고는 도저히 이해가 잘 되지 않을 겁니다. 문화의 힘은 참으로 크고 묘하다고 생각합니다.

통일교는 미국에 자리를 잡아 지금은 곳곳에 전파되어 있습니다. 그 역시 우리 문화일 겁니다.

이런 관점에서 보면 우리는 지난, 대한제국의 개화혼돈기, 일제강점기, 해방 후의 좌우혼란기, 한국전란의 암흑기, 정치적인 격변기 등을 차례로 겪어오면서 숱한 고난 속에서 힘들게 살았었지요. 그런 속에서도 우리 한국인들은 눈에 보이고 귀에 들리는 것들을 넘어선 독자적인 정신세계를 가지고 있었어요. 즉 조상의 정신문화지요.

우리는 독자적인 문화를 가지고 있었고, 또 그걸 지금까지 잘 보존했지요. 이는 세계의 여러 민족 중에서도 매우 뛰어난 민족이라고 봅니다. 이런 정신문화에 대한 재능과 계승의 의지 때문에 오늘의 우리가 있지 않나 생각합니다. 우리의 풍성한 문화로 말미암아 저력 있는 민족으로 대접받게 되었고 세계 속에 나설 수 있게 된 겁니다.

그런 전통문화 중에서 앞으로 세계에 전파하여 인류가 공유해야 할 가치 있는 것 중의 하나가 바로 '태교胎敎'라고 봅니다. 세계에 수출해야 할 우리의 최고 한류, 한국의 문화상품이라는 거죠. 따라서 태교는 진정한 한류가 되어야 하고, 또 그것은 인류사회에 기여할 수 있는 충분히 가치있는 일이라고 생각합니다.

스님, 전통태교의 출발은 엄마의 뱃속에서 자라고 있는 태아를 한 사람의 완전한 인격체로 대한다는 사실입니다. 이런 의미를 정확하게 번역할 수 있는 영어는 없습니다. 물론 영어에 prenatal care라는 말이 있는데 이것을 번역하면 '산전간호産前看護'라고 할 수 있겠지요. 그러나 여기서는 prenatal education이라 하지 않고 산전간호라 하여 태아의 나이를 인정하지 않습니다. 서양에서는 아기가 엄마 뱃속을 벗어나서야 그때부터 나이를 계산합니다. 즉 서양에서는 뱃속의 태아를 0세라고 합니다. 그렇지만 우리나라에서는 한 살이라 하여 생명이 자라는 태아를 인격체로 대합니다. 매우 훌륭한 전통입니다.

이 전통을 훌륭하다고 말하는 것은 무엇보다 과학적인 판단을 하고 있다는 것이지요. 소위 과학자인 제가 생각하기에도 매우 뛰어난 과학 정신이지요. 이런 점에서 사람에 대한 정당한 인식과 대접, 바른 생명관을 우리 조상들은 오래전부터 가지고 있었습니다. 따라서 서구인들의 과학적인 사고방식에서 보면 대단히 놀라운 일이 될 겁니다. 파란 눈의 엄마들이 살고 있는 서구사회에서는 태아의 심리적, 영적 세계에 대한 교감을 지금까지는 인정하지 않았습니다.

스님도 한 번 생각해 보세요. 여인이 아기를 잉태했을 때부터 추운 겨울에도 찬물로 목욕재계 하고 장독대에 정안수를 떠 놓고 태아를 위해 자식을 위해 기도했던 우리들 어머니와 할머니들의 모습을 말입니다. 세상 어느 민족이 태아를 위해 자식을 위해 그런 치성을 드립니까. 조상들은 태아에 대해 이미 많은 점을 알고 있었지요. 그것은 누구에게 따로 배우지는 않았지만, 대대로 전승된 민간종교였고 집안 내력의 가풍이었던 것이지요.

태교는 이렇게 우리들 여인네에 의해 은밀히 전승되어 온 생명에 대한 오래된 믿음이고, 학문이고 나아가 신앙입니다. 요즘말로 하자면 우리의 고유한 문화전통입니다. 이런 믿음에 의해 가족들은 뱃속에 든 태아와 은연중에도 의사소통을 하려고 했던 것이지요. 당연하고 자연스런 일이지요. 따라서 태교는 한갓 지식이 아니고, 형이상학적인 관념이 아니고, 어디까지나 목전의 현실로서 태아에 대한 경건한 대對 생명의식이라고 봅니다.

**뇌과학이 밝혀낸
놀라운
태교 이야기**

2. 태교의 근본은
선인선과 善因善果

스님 지금 세계는 다투어 자신들의 문화를 보존하려고 노력하고, 나아가 (문화)상품으로 손질하여 시장에 내놓고 있습니다. 이제는 자신들의 고유문화가 인류를 상대로 하는 관광상품이 되었어요. 서양의 그리스, 이탈리아, 프랑스, 영국, 스페인, 스위스, 독일 등에는 해마다 세계 각처에서 관광객들이 전통문화를 찾아 모여들고 있습니다. 그들 나라는 어쩌면 과거의 문화유산으로 먹고 산다고 해도 과언이 아닐 정도죠. 이제 각 나라의 관광산업은 그 나라의 경제를 이끄는 견인차 역할을 하고 있습니다. 그래서 21세기를 '문화의 세기'라고 말하는지도 모르고요.

박사님께서도 잘 아시다시피 '문화'라는 말은 정신의 또 다른 표현이지 않겠습니까. 그런 정신, 즉 문화에는 유형문화재와 무형문화재가 있습니다. 우리 한국에는 수많은 유무형의 문화재가 곳곳에 있습니다. 이를 보면 우리 민족은 정신세계를 매우 숭상해 온 민족이라고 말할 수도 있을 겁니다. 태교나 기타 민간의 많은 전승문화, 또 철학자와 사상가, 정치가와 과학자를 시대마다 끊임없이 배출한 것만 보아도 잘 알 수 있는 일이지요.

그렇다면 박사님, 이제부터 우리나라가 소유하고 있는 전통 문화유산 속에서 유네스코에 등재되고도 남을 '전통태교'에 대해 그동안 연구하신 내용을 구체적으로 말씀해 주시죠.

박사 19세기 초기에 살았던 사주당 이씨라는 여성이 있습니다. 이씨는 양반가에서 태어나 선각자인 아버지의 배려로 어려서부터 유교의 사서삼경을 공부했습니다. 그 당시 대개의 여성들과는 달리 학문에 대한 이해가 상당히 갖추어져 있었습니다. 그런 그녀가 편집하기 시작하여 1801년에 완성시킨 『태교신기胎敎新記』라는 책은 태교분야에서는 주옥같은 고전이고 교과서입니다.

사실, 저도 그 책으로 인해 '태교 전도사'가 되었습니다만, 그 책은 동서양을 통털어서 세계 최초로 태교에 관한 사항만을 집대성한 저술입니다. 또한 이 분야의 걸작입니다. 우리나라가 세계에 자랑할 만한 뛰어난 저술 중의 하나라고 생각합니다. 이 책을 자세히 살펴보면 그 당시까지 민간에 전승되어 왔던 태교에 대한 여러 이야기를 모아 엮었다는 것을 알 수 있어요. 오랜 동안 민간의 입에서 입으로 전승된 구전태교를 문헌태교로 집대성한 거죠.

우린 그런 태교라는 생명 키워드를 가진 민족이고 그건 우리 민족이 앞으로도 세계의 일등 민족이 될 수 있는 정신적인 터전이 된다고 봅니다. 앞으로 우리가 이 『태교신기』를 토대로 하여 꾸준히 연구, 발전시켜 실생활에 활용하면 우리나라뿐 아니라 전 인류에게 큰 정신자산, 문화자산이 될 겁니다. 사람, 태아에 대한 그동안의 치우친 이해와 믿음에서 이제 우리는 이 책으로 관점을 달리하는 획기적인 변화를 가져올 수가 있어요. 인성의 본바탕부터 제대로 알고 믿고 숭상하고 대하는 새로운 일이 되니까요.

그것을 토대로 사람을 대하고, 생명의 신성과 존엄을 생각하고, 인성을 바르게 교육하면, 그야말로 머지않아 우리나라는 세계의 초강국이 될 겁니다. 즉 문화로 말미암아 강소국強小國이 된다는 말입니다. 다시는 가난의 굴레에 빠지지 않고, 국난의 고통으로 어둠에 빠져 살지 않을 겁니다. 나아가 세계 인류에게도 큰 도움을 줄 수 있겠지요. 물질의 범람으로 인한 생명경시의 풍조가 판을 치는 어두운 이 시대에서 세계평화 인류행복의 진정한 면모를 드러낼 것으로 봅니다. 우리의 자랑스런 민족문화유산인 전통태교로서 말입니다. 인류의 원대한 이상을 실현해

나가는 초석이 될 수 있음을 확신합니다.

갈수록 국제경쟁이 치열해지고 나라마다 인심이 각박한 세태에서, 분명한 자기영역을 가지고 살아갈 수 있는 우리의 후세들, 그 불굴의 생명력을 사주당 이씨가 엮은 『태교신기』에서 얻을 수 있을 것으로 봅니다. 왜냐하면 21세기에는 인간본성에 대해 정확한 이해와 실천적인 태도, 거기에 대한 도덕적인 경건함을 갖춘 민족만 살아남을 수 있을 것이기 때문입니다. 인간의 참다운 지혜는 인간본성에 대한 정당한 이해에서 비롯된다고 봅니다. 따라서 태교는 인간본성의 도덕 가운데 하나라고 생각합니다.

스님 우리 사회에 암초처럼 숨겨진 허위의식 중에 자기부정, 자기기만이 이미 도를 넘고 있습니다. 독보다 무서운 그릇된 사고가 사람들의 일상생활에 만연해 있고, 나라마다 개개인인마다 자기를 바로 보지 못하고 착각에 빠져 사는 것을 대하면, 그릇된 사상은 독보다 무섭다는 것을 실감하게 됩니다. 또 그런 것이 미래세대에게까지 전달된다면 세계는 평화를 누리고 우리 민족은 행복을 누릴 수 있을까? 하는 의문과 우려를 갖게 됩니다. 정직하고 창의적인 민족만이 살아남아 존재한다고 보면, 그 바탕을 형성할 수 있는 것이 바로 바른 정신이고, 그 바른 정신을 우리의 전통문화에서 찾는다고 했을 때, 가장 먼저 등장하는 것이 인간의 출발인 '태교'일 겁니다. 이 점에서 저와 박사님은 이해를 같이 하고 있습니다. 이 점은 무엇보다 인간에 대한 정당한 이해이지요. 이것은 인간 삶의 출발지인 동시에 생명존엄에 대한 선언이라고 봅니다.

우리나라 집집마다 대대로 이어져 온 자식에 대한 기도와 생명존엄, 그건 삶의 근원이고 현실의 지혜였습니다. 저와 박사님께서는 이 태교가 인격형성의 출발이 되고 기본이 된다고 믿는 사람들입니다. 이런 정신은 우리들 일상생활 속에서 부지불식간에 이어지고 있는 사실입니다. 결혼하고 자식이 없으면 기도를 하거나, 대학입시를 맞이하여 어머니들이 치성을 드리는 것을 보세요. 난행고행도 이만저만이 아니지요. 사실, 우리 남자들은 흉내도 내지 못할 겁니다. 하하!

박사 태교는 인간학에 대한 종합적인 이해이고, 태아인격 형성의 교육이며 좋은 환경을 만드는 일입니다. 인간근본을 이룩하는 엄숙한 행보이지요. 태교는 차가운 머리에 의한 지식은 물론이려니와 뜨거운 감성의 행이 겸비되고, 나아가 현실세계와 영적인 세계와도 교감하는 일입니다. 그리고 태교는 한 집안의 오래된 내력을 토대로 삼고 있습니다. 즉, 태교는 과거의 조상과 현재의 가족구성원에 기반을 두는 하나의 실천예술이고 행위예술입니다. 분명한 지식과 뜨거운 감성과 성스러운 예지를 바탕으로 한 가정, 그런 가정환경에서 큰 인물이 탄생한다고 믿는 거지요. 따라서 태교는 실천철학이며 영적인 세계와 교류하는 우리 민족의 오래된 민간신앙입니다. 태교의 고전을 한 번 살펴보겠습니다.

선행을 쌓는 집안에는 반드시 즐거운 일이 있을 것이고,
불선을 쌓는 집안에는 반드시 재앙이 있을 것이다.

積善之家 必有餘慶 積不善之家 必有餘殃

이 뜻은 스님께서도 잘 아시다시피 불교에서 말하는 선인선과善因善果요, 악인악과惡因惡果입니다. 그런 구체적인 사례를 우리 역사에서 찾아볼까요.

조선시대에 구봉 송익필이란 유학자가 있었다. 그는 출신이 천민이어서 그렇지 그의 문장력은 거의 도학자에 버금갈 정도였다. 그는 중국 송나라의 소강절보다 더 수준 높은 도학을 소유하면서 또한 당대의 출중한 문장가이기도 하였다. 지금까지 알려진 바와는 다르게 그의 문집을 읽어보면 그의 학문은 상당히 높은 경지에 올라 있다.

그런 그의 아버지는 송사련이다. 아버지의 원래 신분은 노비였고, 그 아버지가 모시고 있던 주인은 안당이었다. 구봉의 아버지는 중종 때에 자신이 모시고 있던 안당을 무고하여 신사무옥辛巳誣獄을 일으켰다. 그는 안당의 아들 안처겸, 안처근 등이 남곤, 심정 등을 제거하려 한다고 고발해 안씨 일가 모두를 죽음으로 몰아넣었고, 그 공으로 당상관에 올랐다. 그러나 이 일은 후에 사실이 탄로나 송익필 집안의 몰락을 가져왔다.

송익필은 율곡의 친구였으나 발각된 아버지의 신분이 원래 종이었기 때문에 본인도 종의 신분으로 전락할 수밖에 없었다. 송익필을 관가에서 잡으려고 애를 썼으나 친구인 율곡과 정철의 도움으로 간신히 모면하였다. 만일 송익필이 정식으로 사림출신이었다면 크게 이름을 드러냈을 것이다. 율곡도 그의 학문을 인정하였으며 김장생의 예학도 실은 송익필로부터 전수받았다고 한다. 송익필은 종의 신분인데도 호를 구봉이라고 썼다.

그런 구봉의 아버지는 삿된 욕심과 잘못된 행동으로 안씨 가정에 엄청난 피해를 끼쳤고, 그것으로 인해 재주가 비범하고 능력이 있는 자식, 송익필이 한평생을 도망자 신분으로 살게 되었다. 송사련의 아들인 구봉은 당대의 지식인으로서 말 못할 고뇌를 겪었다. 만일 그의 아버지가 지각이 있고 남에 대한 배려가 있어서 올바르게 한 세상을 살았고, 아들과의 친밀한 대화와 평소 서로 깊은 유대감을 이루었다면, 구봉은 더욱더 훌륭한 학문적인 자산과 업적을 남긴 인물이 되었을 것이다. 이는 한순간 부모의 잘못으로 자식에게 나쁜 멍에를 씌워 준 대표적인 사건이기도 하다. 구봉은 몹시 어려운 처지에 놓였어도 참으로 의지가 강하고 사려 깊은 지혜인이었다.

조선시대에 기건(奇虔)이라는 사람이 있었다. 그는 고려 말, 왕조 교체기에 수난을 겪은 기씨 문중을 다시 살려서 명문으로 일으킨 가문의 중흥조中興祖이다. 그는 성품이 맑고 검소하고, 비록 작은 행실이라도 매우 조심하며 평소에 글 읽기를 좋아하여 생각과 학문이 깊었다. 그는 효도와 청렴이 몸에 배었고, 한평생을 일상으로 그렇게 살았다. 그는 원래 세종 때 초야에 묻혀 살던 선비였는데 세종이 그의 학덕을 전해 듣고 발탁해 지평持平에 임명했다.

그가 연안군수가 되었을 때는 군민들이 붕어를 잡아 관공서에 바치는 것 때문에 피곤해 한다는 것을 알고는 3년 동안 먹지 않았고, 또 술도 마시지 않았다. 그는 제주목사로 발령을 받아서 부임지로 가는 도중에 수많은 시체와 해골들이 산천과 웅덩이에 나둥그러져 있는 것을 보게 되었다. 그 이유를 물으니 그곳에는 그때까지만 해도 매장제도가 없다는 것이었다. 육지에서는 오래전부터 매장법이 시행되고 있었지만, 제주도에는 그때까지 사람이 죽으면 시체를 땅 위 아무 곳에나 버리고 있었던 것이다.

그는 부임한 날로부터 시체를 유기하는 행위는 엄벌에 처하겠다고 포고하고, 몸소 곳곳을 돌아다니면서 널려 있는 시체를 정리하여 정성스럽게 매장했다. 또한 백성들이 바다에서 전복을 따 관청에 바치는 것을 괴롭게 여긴다는 사실을 알고 이 역시 3년 동안 먹지 않았다.

이어서 그는 내직으로 발령을 받아 한양으로 돌아가게 되었다. 돌아가는 중에 하루는 꿈을 꾸었다. 그 꿈속에서 자신이 배를 타고

가는데 수많은 사람들이 배웅을 했다. 꿈에서 누구냐고 물어보니 자신들은 그동안 구천을 떠돌던 영혼들인데 당신이 매장해준 덕분에 이제는 저승에서 평안하게 쉬고 있다고 대답했다. 꿈에 본 수많은 사람들은 입을 모아, 기건 당신에게 지금 당장 무엇을 특별히 해줄 것은 없고, 이후에 당신의 후손들을 잘 보살펴 주겠다고 약속을 했다.

그는 형조참의·이조참의를 역임하고, 전라도관찰사 겸 전주부윤에 부임했고, 가는 곳곳마다 선정을 베풀었다. 이듬해 호조참판으로 승진하고, 세종이 승하하자 고부사告訃使 사절의 부사로서 명나라에 다녀왔다. 이어서 개성부유수가 되었다가 단종이 즉위하자 대사헌이 되어, 당시 국왕이 유약함을 기회로 권력을 농단하고 있던 여러 신하들을 추상같이 탄핵했다. 그 뒤 평안도관찰사, 한성판윤을 역임하고 벼슬이 판중추부사에 이르렀다. 당시 수양대군이 대궐에 무상출입하며 정치에 간여하자, 이는 정사를 어지럽히는 일이니, 종실의 궁내 출입을 통제해야 한다는 상소를 올려 아연 세상을 놀라게 했다. 수양대군이 끝내 단종을 몰아내고 왕위에 오르자, 관직을 버리고 두문불출 하였다. 세조 임금이 그의 인품과 명망을 아껴 다섯 번이나 찾았지만, 늙어 눈이 멀어서 보이지 않는다는 핑계로 나오지 않았다. 세조는 멀쩡하던 사람이 갑자기 눈에 변고가 어떻게 생겼는가를 이상하게 여겨 직접 확인하려고 어전에 나오라고 명을 내렸다. 그는 장님 흉내를 내면서 세조 앞으로 가게 되었다. 세조 앞에서 여러 가지 이야기를 하면서 술을 마시는데, 그의 눈이 실제로 멀었는 지를 시험하기 위해 세조는 갑자기 칼을 뽑아들고 기건의 눈을 찌르려 하였다. 만일 그의 눈이 정상이라면 눈을 깜빡거렸을 텐데 그의 눈은 정시한 채로 꼼짝하지 않았다.

그가 만약 세조에게 조그만 협조라도 했다면 다시 벼슬을 할 수 있었음에도 불구하고 끝내 절개를 버리지 않고 평소 그가 닦았던 심성을 그대로 간직했다. 후일 그의 자손들은 크게 번창하였다. 그는 한평생 자손들의 교육을 위해서 많은 것을 생각하고 몸소 실천했다. 심지어는 자손들의 바른 교육을 위해 하늘과 땅과도 무수히 대화를 나누었다. 결국 그런 노력의 열매가 자손들의 번창을 도모한 것이다. 즉, 그의 후손 가운데에는 기대승奇大升, 기정진奇正鎭, 기언정奇彦鼎 등이 유명하였으며, 조선시대 5백년간 청백리淸白吏 3인, 성리학자 3인, 영상 1인, 호당 3인, 문시 3인, 공신 5인, 봉군 13인, 대과급제 22인을 배출하였다. 이것은 아마도 제주도에서 베푼 음덕의 소산임에 틀림없다. 그는 절체절명의 순간에도 자신의 소신과 절개를 지킬 수 있었던 것은 마음의 수양을 지극히 한 결과였을 것이다.

정염鄭礀은 1506년에 태어나 1549년까지 살았으며, 천문지리, 의약뿐만 아니라 유불선儒佛仙 등의 철학에도 조예가 깊었다. 그의 책

『용호비결龍虎秘訣』, 『북창집北窓集』은 매우 뛰어나고 훌륭하였다. 그는 어릴 적부터 마음공부를 하여 신神과 통할 줄 알았으며, 마음을 스스로 다스릴 줄도 알았다. 소위 도통을 하였다. 그는 과거에 급제하여 벼슬을 잠깐 하였으나, 그의 아버지 정순붕이 을사사화를 주도적으로 일으키려 함에 극력 만류하였으나, 자신의 뜻이 통하지 않자 홀연히 관직을 사퇴하고 초야로 돌아갔다. 그는 일이 잘못될 것을 미리 알고 있었다. 그는 부친의 잘못에 대한 고뇌를 씹으면서 부친이 죽어서도 남에게 손가락질을 받을까 저어하여 부친의 무덤 바로 옆에 본인의 무덤을 설치토록 예비하였다. 그는 옆에 계신 부친에게 욕설이 미치지 않도록 자신이 죽어서도 그 몸으로 막을 생각을 했던 것이다. 효심이 깊은 인물이었다. 과연, 지금 시대에 그런 인물을 다시 찾을 수 있을까.

중국의 요순堯舜시대에 농사를 관장하는 직을 후직后稷이라 하였는데, 그것을 맡은 사람의 이름이 기棄였다. 그의 어머니는 유태부족의 딸이었다. 그녀가 야외로 놀러나가게 되있는데 거인의 발자국을 발견하고 왠지 밟고 싶은 생각이 들어 무엇에 끌린 듯이 꼭 밟았다. 그러자 몸속에서 무엇인가 묘한 느낌이 있었고, 바로 태기를 느낀 것이었다. 그로부터 열 달 후에 아들을 낳았다. 상서롭지 않다고 생각한 그녀는 자신이 낳은 아이를 길에 내다버렸다. 그런데 지나가는 소나 말 등이 아기를 피하여 지나갔다. 길에 버려도 죽지 않기에 다시 이곳저곳 옮겨가며 버렸으나 여전히 아이는 멀쩡하였다. 결국 어머니는 아이를 데려와 기르게 되었다. 아이가 상서롭지 못하다고 생각하여 버리려고 했기에 이름을 버릴 기棄라고 부르게 되었다.

 그런 그는 어렸을 때부터 농작물을 즐겨 심었고 관리를 잘했다. 어른이 되어서도 농사를 잘 지어 많은 양의 곡식을 수확하였다. 요순 임금시절 기는 농사를 관장하는 관직인 후직이 되었다. 그래서 많은 백성들의 먹을거리를 해결해 주었다. 그런 후직의 자손들은 대를 이어 수많은 선행을 베풀었다. 이런 선행으로 인한 집안의 덕은 높이 쌓였고 자손은 크게 번창했다. 기의 후손으로 연결된 가문에 여인들의 표상인 태강太姜과 태임太任을 며느리로 맞이하였다. 할머니 태강과 어머니 태임은 태교를 몸소 실천했다. 태임이 창昌을 낳았는데 그이가 바로 주나라를 연 문왕文王이었다.

 스님, 앞의 사례에서 본 것처럼 나라를 열거나 백성을 위해 큰일을 한 사람 주변에는 적선으로 덕망을 갖춘 여인네가 반드시 있습니다. 현대를 살고 있는 우리들은 차분하게 그 뜻과 정신을 잘 살펴 생각해 보아야 할 일입니다. 인생을 살되 바쁘다고 허둥대거나 편한 지름길만을 찾아서는 안 된다고 봅니다. 생명을 대하고 기르는 일에 결코 편한 길 쉬운 길은 없습니다. 결국, 태교의 본바탕은 인간세상의 진리인 선인선과

善因善果 악인악과惡因惡果인 셈이죠.

조선조 율곡 이이의 어머니 이름이 사임당師任堂인 이유가 바로 태임을 본받자는 의미라고 합니다. 여기서 사師는 본받는다는 뜻이고, 임任은 앞의 태임을 뜻하지요. 예부터 훌륭한 자식을 둔 어머니는 행동거지를 함부로 하지 않고 진중하게 했다지요. 이건 동서고금의 진리입니다. 어머니 아버지가 진리를 실천했기에 훌륭한 자식을 세상에 내놓을 수 있었던 것이라고 봅니다. 예나 지금이나 좋은 환경이 훌륭한 인물을 배출하니까요. 전통있는 집안, 질서있고 안정된 사회가 무엇보다 중요하지요.

이런 예는 얼마 전에 입적하신 법정스님이 『오두막 편지』에서 언급한 바와도 같습니다. 물론 선종하신 김수환 추기경께서도 한결같이 '사랑'을 강조했습니다. 태교는 이런 생명뿌리를 바로 보고 따르고 교감하는 것이라고 생각합니다. 이 신성하기 그지없는 인간의 생명뿌리를 잘 받들고 보호하기 위해 늘 기도하고 발원하는 사람이 바로 어머니입니다. 자신을 돌아보아 반성하고 다짐하는 행위, 그런 청정한 마음을 갈고 닦는 것이야말로 태교의 핵심적인 요소이며 바탕이라고 봅니다.

스님 맹자는 '나는 말을 알며 나의 호연지기를 잘 기른다我知言吾善養吾浩然之氣'라고 말했습니다. 사람과 사람 사이의 관계에는 말이 매개입니다. 그러나 상대방의 말을 제대로 이해하는 것은 어려운 일입니다. 특히 성자나 현인들의 깊이있는 진리의 말은 더욱 어렵지요. 그런 사람의 말 속에 때로는 사랑이 들어 있고, 때로는 칼이 들어 있고, 때로는 뼈가 들어 있고, 때로는 살과 피가 들어 있고, 심오한 이치인 진리가 들어 있기도 하지요. 또 말 속에는 인간의 여러 가지 감정이나 사상이 그때그때 섞여 있고 묻어 나옵니다. 그러므로 상대방의 말을 다 안다는 것은 힘든 일이라는 거죠. 심지어는 자신이 하는 말조차도 알고 행한다는 것이 힘들죠. 이처럼 말로써 자신의 정신을 정확하게 표현하거나 사물을 그려내기는 간단하지가 않습니다. 말은 정신을 뜻하고 있기에 말입니다.

박사 예! 스님, 그렇습니다. 우리 공교육인 학교교육의 커리큘럼敎科課程, '영어, 수학, 사회, 과학' 등이 젊은이들로 하여금 실제로 지언과 호연지기를 기르게 할 수 있을까요. 결국 스님이 인용한 맹자님의 지언과 호연지기는 학교교육을 담당한 선생님 몫이 아니라 가정교육의 책임자이고 선생님인 부모의 몫이라고 봅니다.

더 솔직히 말하면 그것은 엄마, 아빠, 할아버지, 할머니와의 밥상대화에서나 이루어질 수 있는 것들입니다. 이 밥상대화가 그 집의 미래를 점치게 하고 예견하게 합니다. 식사시간 밥상머리에서 할아버지가 문득 제기하시는 인도의 불가촉천민 문제나 티베트난민 문제, 세계평화와 인류행복 등과 할머니가 들려주는 종교이야기, 아버지의 UN에서의 한국의 역할, 엄마가 제시하는 인간의 도리와 우리 집의 청결 및 위생문제

등과 자녀들이 요구하는 용돈과 또래 친구들과의 우정문제 등을 거론하여 주고받는 것은 인간 됨됨이, 즉 인격형성에 참으로 중요한 역할을 합니다. 따라서 그 의미는 매우 깊습니다. 가족구성원들 간의 밥상머리에서 벌이는 일상의 대화를 통해 폭넓고 깊은 인생의 의미를 찾을 수 있고, 삶의 철리를 깨달을 수 있으며, 세대를 넘나드는 유대감과 일체감을 형성할 수 있는 인간애의 매우 극적이고도 효과적인 기회가 됩니다.

이런 가족환경이라면 새로운 가족인, 태아를 맞이할 수 있는 준비가 매우 잘된 가정이지요. 아기는 어머니의 뱃속에서부터 자연스럽게 태교가 되는 것이죠. 말하자면 온 가족이 다 참여하는 태교입니다. 인간형성과 인간 됨됨이는 이처럼 유장하고 둥그런 가족관계 속에서 이루어지는 것이라고 봤을 때, 지언이나 호연지기는 전적으로 가정교육의 몫이라고 강조하고 싶습니다. 밥상머리 대화는 중요한 가정태교인 거지요. 이런 환경이 조성되면 태교는 하나도 어렵지 않고 매우 상식적이고 건강한 일상日常이 됩니다. 태교는 특별하지 않다는 것이고 따로 시설하거나 공을 들여야 할 이유가 없다는 것이죠. 거슬러 올라가 엄마 아빠가 틴에이저였을 때부터 태교가 이미 시작되는 거지요.

태교—폭넓은 인간교육의 시작이고, 인간관계의 성공적인 출발이고, 인간이 인간의 도리를 익히는 인성교육의 출발이고, 인간이 인간의 존엄을 실현하는 성인의 일인 것이지요.

이 밥상머리 대화는 인생의 모든 문제를 가족구성원들이 솔직히 거론하여 함께 생각하고 토론하며 돌아보거나 반성하며 다짐하고 교훈으로 삼는 가족의 일체성이며 모두가 성장하는 기회가 되는 거죠. 사람은 사람과의 관계 속에서만 성장하고 성숙하기 때문인데 밥상머리 대화는 바로 이것이지요. 만약 임신한 신혼부부가 밥상머리 대화에 함께 하고 있다면 이런 대화와 분위기를 통해 태아와 진솔하고 가식 없는 교감이 될 것은 뻔한 일입니다.

스님 박사님의 말씀을 들으면서 떠오르는 생각이, 대화는 말로만 하는 것이 아니라고 봅니다. 어떤 사람은 글의 형태로, 어떤 사람은 음악으로, 어떤 사람은 그림으로, 어떤 사람은 눈으로, 어떤 사람은 귀로, 또 어떤 사람은 마음으로 등등, 이처럼 온갖 채널을 통해 대화를 합니다. 이렇게 엄마와 태아가 또는 온 집안 사람이 밥상머리에서 또는 일상에서 주고받는 교감으로 현재의 태아와 또 장래의 태아와 대화를 합니다. 이것이 바로 종합적인 태교라고 봅니다. 그리고 박사님께서 밥상머리 대화에 대한 강조를 많이 하는 까닭은 인간에게 밥상머리가 갖는 의미와 분위기는 행복과 평화를 듬뿍 주는 '기쁨의 전당'이기 때문이 아닌가요.

뇌과학이 밝혀낸
놀라운
태교 이야기

3. 설계도가 있어야

스님 박사님, 결국 건강한 일상생활이 태교이고, 인간의 건전한 삶이 폭넓은 태교이군요. 결국, 진정한 태교를 위해서 우리는 인생을 도道 닦듯이 살아야 하겠네요. 지금까지의 박사님 말씀을 통해서 보면 태교의 의미는 일상에 있음을 느끼겠습니다.

사실, 우리 이웃에는 부시불식간에 태교를 실천하는 훌륭한 집안들이 많다고 봅니다. 아니, 각 집안에서는 이미 태교를 실천하며 사는 거지요. 인간은 멀고 가까이 있는 태아를 위해 태교 속에 사는 것인데 그 사실을 모르고 살지요.

아시다시피 불교에는 윤회전생輪廻轉生과 환생사상還生思想이 있습니다. 따라서 결혼한 부부에게 자식이 들어서지 않으면 부처님께 자식을 점지해 달라고 백일기도를 합니다. 인연있는 영식靈識을 찾는 것이고 초대하는 겁니다. 지금도 자식발원의 기도를 합니다. 이런 점은 민간의 태교와는 좀 다른 차원입니다. 그러므로 여기서는 일반적인 태교에 초점을 맞추어서 이야기를 해 나가기로 하지요.

박사님, 전통태교의 입장에서, 사람을 어떻게 보는가에 대한 점이 책에 있습니까. 사람이 어떻게 생기며, 어떻게 영혼(靈魂: 불교적으로는 靈識)이 육체에 깃들고, 또 죽으면 육체에서 영혼이 빠져나가는 현상을 설명한 책 말입니다. 태교를 이야기하려면 먼저 여기서부터 시작해야 하리라는 생각이 듭니다. 그런 책들을 소개해 주시죠.

박사 아, 예! 스님께서 도를 닦아서인지 착안이 분명하고 남다르시군요. 한의학 고전 중에 영추靈樞 본신本神에 나오는 문장이 바로 스님께서 말씀하신 그런 점이라고 봅니다. 거기에는 사람의 탄생과 관련된 비밀을 넌지시 우리에게 말해주고 있어요. 한 번 그 자료를 살펴보지요.

하늘이 우리에게 부여해준 것은 덕德이고, 땅이 우리에게 부여해준 것은 기氣이며, 덕은 아래로 흐를 때, 기가 위로 치받아 부딪히면 결합하여 생生하는 것이다. 이런 생명의 원천을 정精이라 하고 두 개의 정이 서로 결합하여 발현된 것이 신神이라 하며 신을 따라 왕래하는 것을 혼魂이라 하고 정과 함께 출입하는 것을 백魄이라 한다.
天之在我者德也 地之在我者氣也 德流氣搏而生者也 故生之來謂之精 兩精相搏謂之神隨神往來者謂之魂 并精而出入者謂之魄

스님, 이 말은 생명을 이루는 인간의 몸이 어떻게 성립하는가를 의서醫書의 입장에서 그 나름대로 자세하게 보여주고 있습니다. 전 여기서 하늘과 땅을 생물학적인 아버지와 어머니를 추상화한 것으로 해석하고 싶어요. 즉 아버지가 가지고 있는 것 중에서 나에게 준 성분이 덕이고, 어머니의 것 중에서 내가 전해 받은 성분이 기라고 설명하는 식으로 말입니다.

바로 이 덕과 기가 만나면 비로소 생명이 잉태합니다. 이런 생명의 원천은 정이란 덩어리로 뭉쳐집니다. 이것을 단순히 서양의 관점에서 보면 정자와 난자, 곧 남자의 정과 여자의 정이라 생각할 수 있습니다. 아시다시피 서양의 자연관은 정자와 난자는 물질이며, 그 이상도 그 이하도 아니라고 봅니다. 그러나 오천년 이전부터 발달한 동양의 자연관에는 부모의 정精 속에 그야말로 무한히 높고 깊은 뜻이 깃들어 있다는 거지요. 그것은 단순히 물질이 아니며, 그 안에는 각 집안에 깃들여져 있는 누대의 전통이 어떤 알 수 없는 정신의 형태로 물질 속에 포함되어 있다고 보는 겁니다. 여기에서 남자의 정자와 여자의 난자가 구체적으로 결합하면 신神이 발생합니다. 우린 정과 신이 합성된 '정신精神'이란 단어를 무심코 일상생활에 사용합니다만 알고 보면 그렇게 간단한 말이 아닙니다. 우리들은 합성된 그 단어의 의미를 이제부터라도 깊이 되새겨 보고 곱씹어보아야 할 것으로 봅니다.

예를 들어, 손쉬운 책상을 하나 만들 때에도 목수들은 여러 가지 생각을 미리 하여, 머릿속에 설계도를 먼저 그려 놓고, 거기에 따라서 알맞은 재료를 찾아서 일을 시작합니다. 하물며 인간을 만들어내는(?) 부부가 설계도 없이 어찌 일이 되겠습니까?

그것은 먼저 인간에 대한 바른 인식을 가지는 것입니다. 인간은 결코 쾌락 뒤에 부수적으로 얻어지는 산물이 아니라는 것부터 말이죠. 욕망이 추구하는 쾌락, 그 쾌락을 즐기는 한 방법으로서의 성관계, 서로 성적인 쾌락 속에 노닐다가 나타난 부산물이 인간이 아니라는 사실입니다. 분명, 인간에 대한 이해는 그 이상이고, 그 이상이 되어야 한다는 겁니다. 지상의 생명체 중에서 성관계를 생산이 아닌 쾌락으로 삼는 것은 인간밖에 없다고 하지요. 물론 뇌구조의 진화에 기인한 것입니다만 그건 뒤에서 살펴보기로 하고요.

아무쪼록 인간의 성관계를 쾌락 이상으로 생각하려면 인간에 대한 올바른 인식과 깊은 이해가 선행되어야 합니다. 이 인간존재에 대한 엄연한 사실을 정당하게 인식하는 것으로부터 부부의 삶은 시작되어야 하고, 그걸 토대로 인간, 즉 아기의 잉태를 맞이해야 한다고 봅니다. 나아가 사람에 대한 지금까지의 이해와 생각이 전적으로 달라져야 한다고 보는 것이지요. 그래야 인간에 대한 보다 깊은 진실에 도달할 수 있으니까요.

그렇게 하기 위해서는 인간생명의 신성과 신비를 깨달아 몸소 체험해야 합니다. 그러면 인간이 뭔가를 알게 되고, 설령 모른다 해도 생명에 대한 본능적인 외경심을 가지게 될 겁니다. 그 다음에는 자연스레 설계도가 나옵니다. 부부가 갖추어야 할 설계도는 부부 자신들의 공동의사로 작성되어야 합니다. 즉, 어떤 인간을 바라고 원하는가? 거기에 따라서 어떤 마음가짐을 가질 것인가의 구체적인 희망이나 서원, 다짐이 설계도입니다. 설계도에 앞서 갖추어야 할 것은 부부 서로 깊이 사랑해야 합니다. 물론 부부는 사랑하니까 결혼했다고 볼 수 있지만, 설계도에서 바라는 새 생명은 지극한 사랑 속에서만 옵니다. 사랑 없이는 설계도가 이루어지지 않습니다.

사랑은 평화입니다. 모든 생명은 평화를 좋아합니다. 생명의 본성은 사랑이고 평화입니다. 여기서 본능이 아닌 본성이라는 말에 주의를 기울여야 합니다. 모든 생명은 불화나 대립, 위협보다 사랑, 즉 평화나 일치를 좋아합니다. 부부의 평화지극한 사랑 속에서 태아에 대한 설계도(?)는 완성된다고 보면 됩니다.

스님 박사님, 말씀하신 태아에 대한 설계도는 바로 부부의 서원誓願이고 소망이겠네요. 즉, 이러이러한 자식이 태어났으면 좋겠다는 부부의 간절한 바람, 그것이지요. 부부의 정신적인 일치가 박사님이 말씀하시는 설계도이겠지요. 그렇습니다. 전적으로 그 말씀에 공명공감합니다. 부부 공동의 소망으로, 나아가 가족들의 일치된 기도로, 설계도는 사전에 엄숙하고 진지하게 준비되어야 한다고 봅니다. 설계도라고 하니까 처음엔 좀 거북하게 들릴 수도 있겠지만 이보다 더 쉬운 말이나 설명은 없겠네요.

사실, 크고 작은 인간사, 온갖 일 중에서 설계도 없이 되는 일이 어디 있겠어요. 그러므로 설계도가 얼마나 중요합니까. 설계도의 내용 말입니다. 당연히 설계도의 수준을 높여야 하지요. 곧 인간의 높은 품격인 고상한 인격, 그런 인격자의 설계도가 있어야지요.

박사 스님께서 저의 말을 보충하고 또한 쉽게 정리해 주셔서 고맙습니다. 고전을 한 번 보시지요. '신神은 마음에 대응되는 혼이 되고, 정精은 육체에 대응되는 백이 된다. 이 혼과 백이 뭉쳐서 혼백이 합성된 형태가 되면 비로소 인간이 된다.'

이 가르침을 통해 우리가 사용하는 말 중에 혼비백산魂飛魄散을 생각해 봅시다. 곧 이해가 될 겁니다. 혼이 나르고 백이 흩어지는 순간이야말로 삶과 죽음을 가늠하는 찰나인 것입니다. 일상생활의 언어표현 속에 이런 말을 사용하고 있다는 사실이야말로 우리 한국인은 그만큼 깊은 마음의 세계, 또는 영적인 세계를 일상 속에서 인정하며 살고 있다는 뜻이 됩니다. 우린 이처럼 언제부터인가 생명뿌리를 지향하는 말, 생명뿌리에 닿는 말, 생명뿌리에서 우러나오는 말을 일상생활에서 쓰고 살았습니다. 그것도 천연덕스럽게 일상에서 무심코 쓰면서 살고 있지요. 이 점은 지구에 살고 있는 인류, 그 많은 종족 중에서도 매우 드문 일이고 생각할수록 놀라운 일이라고 봅니다.

일상의 흔한 언어가 인간 내면의 진실과 그대로 통하고 교류되고 있다는 사실을 우리가 간과해서는 안 될 겁니다. 선대의 이 말을 후손들의 형안炯眼으로 잘 살펴봐서 놓치지 말아야 합니다. 따라서 우리의 종교 지도자들은 자신들이 수신修身하여 얻은 영안靈眼으로 우리 민족의 이 점을 충분히 살피고 이해하여 사람들에게 인간존엄을 가르치고 강조해야 합니다. 특히 젊은이들의 마음속으로 들어가 젊은이 자신의 존엄부터 가르칠 준비가 되어야 한다고 봅니다.

앞에 인용한 글을 통해서 보면, 삶이 열리는 순간 혼과 백이 만나서 한 덩어리가 되고, 삶이 닫히는 순간 혼과 백이 서로 분리되는 것이라고 했지요. 사람이 병이 나 아파서 죽어가는 과정은 생명이 깃들기 시작하는 반대과정이겠지요. 사람이 죽기 시작하면 혼은 곧 허공을 나르기 시작하며, 이런 혼과는 달리 백은 수십 년 동안 지상에 남아 있다 서서히 사라진다는 믿음으로 인해 매장과 제사라는 문화가 발달하게 되었을 것으로 생각합니다.

나의 입장을 아버지의 경우로 바꾸어 생각해보면 아버지는 할아버지의 덕과 할머니의 기로부터 비롯된 것이지요. 이렇게 보면 나의 몸은 '할아버지, 할아버지의 할아버지—, 외할아버지, 외할아버지의 외할아버지'로부터 거듭하여 까마득히 내려온 것이 되지요.

결국 부모의 집안 내력, 전통, 사상, 문화 등이 녹은 어떤 형태가 바로 덕과 기가 되며, 이것이 자손에게 유전 전달되게 된다고 봅니다. 생명이 깃드는 원천을 서양과학은 단순히 정자와 난자라 이야기하고 있으나 동양에서는 물질적인 것 외에 위에서 지적한 정신적인 덕과 기가 융합된 정이라고 표현하고 있습니다. 동양에서는 정자와 난자 속에 이미 정신이 깃들어 있고 집안의 내력이 다 들어 있다는 관념이 있는 것입니다.

스님 박사님, 그 점에서 불교는 정자와 난자가 만나는 순간, 영식靈識이 안착安着, 입태해야 임신이 된다고 봅니다. 설령, 아무리 건강한 정자와 난자가 만나도, 그 순간 영식이 입태하지 않으면 태아로 성장하지 못한다고 봅니다. 이 영식은 일종의 정보가 종합된 정신인데 그것이 들어와야 사람이 된다는 것이지요. 즉, 정자와 난자가 의학적으로 충실해도 식이 입태入胎하지 않으면 사람이 될 수 없다고 보는 거지요. 영식의 안착

없이는 난자와 정자의 결합만으로는 수태가 되지 않고 그냥 흘러가버린다는 이 말이 의미심장하지 않습니까? 의학적으로 매우 건강한 부부들도 까닭 없이 임신이 되지 않는 경우가 많다고 합니다. 절에서는 건강하고 우수한 영식의 입태, 즉 훌륭한 자식을 얻기 위해 백일기도를 하거든요. 박사님 표현대로라면 백일기도는 설계도 작성이고, 보다 높은 차원의 인연을 맺는 창조행이죠. 그 영식에는 많은 정보가 들어 있는데, 그것이 바로 과거전생 자신의 여러 기록이며, 선대의 가족들이 지은바 전승된 업業, 진화라고도 말하고, 사회적인 영향으로 형성된 공업共業이겠지요.

박사 아, 그렇군요. 앞의 의서에서처럼 같은 동양사상이라서 그런지 일맥상통함을 느낍니다. 사람이 세상에 태어나서 한평생을 살아가는 모습을 바라보면 여러 형태가 있어요. 본디, 부모로부터 받은 능력은 매우 월등한데 그가 살고 있는 시대와 제도가 본인의 능력을 발휘하기에는 적합하지 않아서 한평생 자기의 능력을 제대로 발휘해 보지도 못하고 생을 마치는 사람도 있지요. 우리가 알고 있는 조선시대의 서얼들 중에 얼마나 그런 사람들이 많았습니까. 예를 들면 홍길동도 그런 인물일 것입니다. 물론 가공인물이긴 합니다만 하나의 모델이었지요. 그러나 능력은 별로 훌륭하지 못하지만 세상 살아가는 이치를 잘 터득하여 알맞게 처신하여 하는 일마다 성공시키는 사람도 있지요.

어떤 사람은 할아버지가 매우 능력이 있었는데, 그 할아버지가 평소에 가졌던 삶의 좌우명 내지는 모습이 아버지를 통하여 그에게 연결되어서 생각지도 않던 일이나 뜻하지 않는 여러 행운이 은연중에 그에게 나타나서 모든 일을 쉽게 해결해 나가면서 수월하게 사는 사람을 보기도 합니다. 불교에서는 이런저런 일들을 인연법으로 설명하겠지요. 다음의 구절을 통해 정신작용을 한 번 살펴보지요.

> 사물을 주재하는 것을 심心이라 하고 마음속에 남아 있는 기억은 의意요, 의를 오랫동안 가지고 있으면서 보존하려는 것을 지志라 하며, 지에 따라서 변화를 살피고 판단하는 것을 사思라 하고, 사에 근거하여 멀리 내다보는 것을 려慮라 하며, 려에 의거하여 사물을 처리하는 것을 지智라 한다.
> 所以任物者謂之心 心有所憶謂之意 意之所存謂之志 因志而存變謂之思 因思而遠慕謂之慮 因慮而處物謂之智

이 구절은 혼백이 만나서 형성된 형체이기도 한 몸속에서 사물을 가늠하는 마음이 어떻게 생겨나는가를 자세하게 설명하고 있습니다. 내 자신의 몸이 만들어진 후에는 내 몸에 달려있는 감각기관을 통해 나를 제외한 내 몸 밖에 있는 모든 것, 즉 물物을 바라보거나 듣고 인지합니다. 사물을 한번 두번 바라보거나 그 소리를 자주 들어보면 마음속에서는 무엇인가 각인되는 것이 생기는데, 이것을 기억이라 하며, 여기서는 의意로 표현하였지요. 이런 기억은 시간이 조금 지나가면 잊어버리기도 합니다. 따라서 잊어버리지 않고 계속해서 기억하여 유지하려 노력하는 행위가 지志입니다. 어렸을 때에 너무나 가난하여 추위에도 난방을 하지 못하고 벌벌 떨며 고생했던 경험을 잊지 못해서, 나이가 70세 노인이 되었어도 따뜻하게 난방을 하지 못하고 절약만 한다면 그 노인은 의지가 강한 사람이라고 말할 수 있겠지요. 물질적으로는 성공하여 돈이 없는 것이 아닌데도 말입니다. 이런 식의 의지가 강한 사람이 과연 지혜로운 사람일까요.

지志를 가지고 끊임없이 시대의 변화를 읽으면서, 먼 과거, 가까운 과거, 현재, 가까운 미래, 먼 미래를 살피면서 내 마음의 잣대를 들이대는 것이 사思입니다. 이런 사思를 근거로 하여 가까운 미래나 먼 미래를 살펴서 내 마음의 옳고 그름을 판단하려는 또 다른 행위가 바로 려慮입니다. 만약 의지가 강한 그 노인 집에 추위에 익숙하지 못한 어린 손자 손녀가 왔다면 어떨까요. 그때도 평소대로 영하 10도가 되는 날씨에 잠깐만 난방을 한다면 과연 그 노인을 사려 깊다고 말할 수 있을까요. 또 그 노인이 자신의 어렸을 때 경험을 어린 손자들에게 설명하면서 추위를 참아보라고 요구한다면 그 노인을 과연 어떤 사람이라고 말할 수 있을까요.

의지는 사려의 필요조건입니다. 사려가 깊으려면 먼저 의지가 강해야 하고 앞뒤의 시대 흐름인 역사나 사물의 인과관계, 또는 여러 정황과 나아가 사필귀정事必歸正이라는 이치도 깊이 새겨보아야 할 것입니다. 그런 일련의 사고과정이 요구됩니다. 사려를 가지고 몸 밖의 모든 대상인 사물을 살피고, 살핀 뒤에 사물을 제자리에 놓고, 그 사물에 적합하게 대처하는 것이 바로 지혜인 것입니다. 그래서 세상에 의지는 굳세어도 사려가 깊지 못한 사람도 있고, 의지도 강하고 사려도 깊은데 지혜롭지 못한 사람도 있고, 반대로 모든 것을 지혜롭게 대처하는 지혜인도 있는 것입니다.

생명이 잉태하여 차츰 몸이 만들어지고, 태아의 뇌가 발달하면서 의지가 생기며, 사려가 형성된 후에 지혜가 만들어지는 것입니다. 이 과정은 시간을 필요로 합니다. 따라서 엄마의 몸속에서 이런 과정을 거치기 위해 태아는 10개월이란 시간을 머뭅니다. 태아는 태중에서 10개월을 보내면서 자기의 지혜를 연마하는 과정인 의지, 사려, 지智 등을 이수하는 것입니다. 세상에 나와서도 아기가 그 과정에 따라 가정교육, 학교교육, 사회교육 등을 통해 다시 반복하여 배우고 그 과정을 재차 이수하게 됩니다.

엄마와 태아의 교류를 통해 이런 본격적인 교육이 시작됩니다. 먼저 손님으로 오실 귀중한 태아의 보금자리를 한 스푼의 세제로 말끔히 청소하여 오염되지 않게 하며, 설사 오염이 좀 되었더라도 엄마 자신의 정화기도를 통해 오염을 제거해야 합니다. 마치, 의사들이 육신의 질병을 치료하듯이. 이 과정에서 집안과 부모를 통해 최적의 환경을 보장받고 아이는 태교라는 좋은 배려의 선물을 듬뿍 받게 됩니다.

   거꾸로 사람이 죽어가는 과정에서도 먼저 지혜를 잃고, 사려를 잃으며, 마지막으로 의지를 잃게 되며, 끝내 혼비백산이 되어 자신의 존재는 덕과 기의 바다로 되돌아가게 되는 것입니다. 이는 종교적인 가르침을 떠나 우리의 전통적인 생명관의 입장입니다.
   이런 비밀 아닌 비밀의 신비한 과정을 통해 인간생명이 태어납니다. 이 기간에 예비 부모가 형성하고 있는 인간 됨됨이의 그릇과 아기를 위한 설계도의 방침과 거기에 따른 환경이나 배려에 의해서 태아들은 각기 다른 경험을 뱃속에서 하게 됩니다. 따라서 태아들은 각기 서로 다른 인연을 갖게 되고 거기에 적응하면서 커가고 형성되어 때가 되면 태어납니다. 그러므로 어떤 아이는 정신이 맑고 깨끗한 사람이 되기도 하고, 그렇지 못한 경우가 되기도 하겠지요.

   오늘날의 학문은 인간 됨됨이를 가르치는 학문, 즉 위기지학爲己之學이 아니고, 어떻게 하면 자기 출세를 위한 학문, 즉 위인지학爲人之學의 경향이 다분합니다. 그 실례로 소위 최고학부의 박사학위 소지자 중에도 마음 수양의 인격향상은 거의 없다시피 하지요.

이 경우와 딱 맞는 예라고 할 순 없겠지만, 미국 예일대학교의 스텐버그Robert Sternberg 교수는 영재교육을 시행할 때 단순지능 외에도 실행지능Practical Intelligence을 강조하면서 실천력을 기르는 것이 필요하다고 역설합니다. 그러나 오늘날의 공교육에서는 어느 평가기관에서 하는 시험에도 실행지능을 평가하는 경우는 없습니다. 그러므로 머리 따로, 가슴 따로, 손발 따로의 매우 분리된 인간을 양성할 수밖에 없어요. 교육자와 피교육자 사이의 진정한 교육활동에는 눈물, 기쁨, 슬픔 등, 감동의 인간감정이 수반되어야 하고 이것을 서로 주고받아야만 합니다. 따라서 태교에서도 아빠 엄마, 태아 사이에도 감동이 있어야 한다는 거죠. 태아교육에서도 즉 엄마나 아빠, 가족구성원 사이에서 주고받는 감동이 있어야 태아가 총명하고 덕망이 있고 지혜를 갖춘 인간으로 성장할 수가 있어요.

기술자는 고안된 설계도에 따라서 전자제품, 자동차, 선박, 비행기 또는 가구를 만들며, 또 그들의 정신인 혼이 들어가야 비로소 좋은 제품이 됩니다. 하물며 인간을 제작(?)하는데 제작자인 아빠 엄마가 인간학 공부를 하지 않고서야 어찌 부모로서 몸과 마음가짐을 단정히 할 수 있겠습니까. 저 남극이나 북극지방에 둥둥 떠다니는 빙산도 보이지 않는 뿌리를 가지고 있습니다. 우리의 아들과 딸들, 그들의 깊은 생명뿌리를 향해서 기도하고 헌신하려는 생각과 행동, 바로 태교의 시작이고 실행입니다.

　예전의 어머니들은 집을 멀리 떠나서 유학생활을 하는 아들의 성공을 위해 기도하면서 살았지요. 심지어 자기 집을 찾아오는 거지에게 자신이 먹을 밥을 담아주면서 극진히 대접하기도 했습니다. 이 또한 자식을 위한 선행기도善行祈禱이고 적선기도이지요. 참으로 지혜 있는 어머니, 실천행이 있는 어머니여야 아들의 미래를 준비할 수 있습니다.

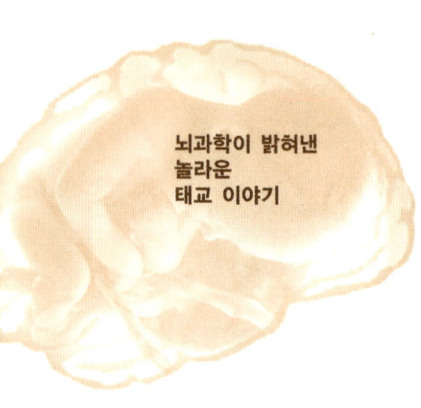

뇌과학이 밝혀낸
놀라운
태교 이야기

4. 인류에게 기여할 우리의 전통가치

스님 태교에 관해 박사님께서 이렇게까지 깊은 생각을 하고 계신지는 미처 몰랐군요. 어떻게 무슨 인연 때문일까요? 그리고 연구 및 교육활동에 여가시간이 없을 터인데도 포항, 원주, 진주, 인천 등 전국을 다니면서 임산부를 만나고, 태교 강의를 하시는 박사님의 주된 뜻은 무엇일까요.

박사 저는 1970년대 후반부터 1980년대 말까지 도미하여 뉴욕과 프린스턴에 있는 컬럼비아 대학과 프린스턴 대학에서 유학 및 연구생활을 하다가 귀국하였습니다. 당시만 해도 해외 유학의 기회를 얻기란 매우 어려웠고 이민을 가기도 어려웠지요. 미국 뉴욕은 세계의 상업 및 금융 중심도시로서, 세계 각국 여러 종류의 민족들이 모여 살고 있지요. 빈곤층을 이루는 할렘가의 흑인들, 맨해튼의 업타운에 모여 사는 남미계의 히스페닉들, 맨해튼 중심가의 고급보석 및 가전제품의 유대인들, 그 밖의 저렴한 제품을 취급하는 도매상가의 인도 및 파키스탄계의 민족, 차이나타운에 사는 중국인들이 다양한 모습으로 어우러져 살지요. 그때만 해도 우리 한국의 세계적인 입지나 미국에서의 인지도는 극히 낮았지요. 한국이라고 말하면 대부분의 미국인들은 알지를 못했어요.

가을비가 촉촉이 오는 어느 날, 저는 저녁 무렵 타임스퀘어를 걸으면서 다민족 국가에서 살고 있는 여러 민족의 생활 스펙트럼 내에서 한민족은 어디에 위치할까 하고 생각해본 적이 있었어요. 그때만 해도 미국에서의 한국에 대한 인지도나 한국인의 지위는 매우 낮았어요. 세계 속에서의 우리 한민족에 대한 지위나 인지도를 상승시키려면 무엇을 어떻게 시작하면 좋을까? 나름으로 고민을 많이 했어요. 한민족을 대표하는 정신은 과연 무엇이며, 자녀들에게 대대로 물려줄 정신적 또는 물질적 유산은 우리의 전통문화 속에서 뭘까? 있긴 할까? 그리고 세계 인류와 공유할 수 있는 민족의 보편적인 전통문화는 있을까? 하고 고뇌했어요.

배가 고파서 무엇을 해야 먹을 것을 얻을 수 있을까? 하는 생존의 본능적인 고민을 우리의 어머니 아버지들이 했지요. 바로 우리의 윗세대가 현실적으로 극복하기 어려운 가난을 해결하고자 애를 썼던 시기는 불과 수십 년 전이었지요. 1960년대, 부모, 오빠, 남동생의 미래를 위해 제 한 몸의 젊음을 벗어던지고 독일로 떠나야만 했던 간호사들, 부모형제들을 위해 까마득한 지하막장에서 탄을 캐야 했던 광부들, 박정희 대통령의 독일 방문에서 그들과의 만남에서 이루어진 눈물바다가 근간이 되어 우린 한강의 기적을 만들었습니다. 여기에 글 한편을 소개하겠습니다.

내 어린 날의 추석은 포도와 누나의 향기로 그윽했다. 그때만 해도 내 고향에는 포도가 생산되지 않았다. 누나는 대나무 광주리 가득, 서울의 시장에서 포도를 사서 들고 고향집을 찾았다. 영화배우 같은 머리, 소매가 투명한 옷, 이국의 향기를 닮은 화장품 냄새, 희디 흰 얼굴. 차부에서 내려 집까지의 시오리 길을 걷는 동안, 동네 사람들은 문 밖에 나와 돌아오는 누나를, 뒷모습이 다 사라질 때까지 우두커니 바라보곤 하였다. 누나가 집에 머무는 며칠 동안 고향집은 포도와 누나의 향기로 은은했다. 또 결코 잊지 못할 일은 포도와 함께 가져왔던 두 개의 라면이다. 온 식구가 나누어 먹었던 그 라면 맛은 정말 황홀하였다. 누나가 돌아가고 나면, 포도, 화장품, 라면 냄새만이 사라졌던 게 아니라, 엊그제까지 보이던 마을의 옥분이, 근임이, 정숙이 누나까지 마을에서 사라졌다. 누나들은 그렇게 하나 둘, 나

중에는 모두 마을에서 사라졌다. 어느 해 여름방학, 어머니와 함께 딱 한번 서울 하월곡동 누나가 산다는 거길 간 적이 있다. 좁고 어둡고 가파른 골목을 더듬듯 올라간 곳엔 세 사람이 앉기에도 비좁은 방이었다. 전기도 수도도 들어오지 않는 방. 시골집 헛간보다 훨씬 작고 낮고 옹색한 집들. 라면이나 실컷 먹어보자는 기대는 깨끗이 사라지고 무작정 눈물이 나왔다. 누나의 나이 열일곱이었다. (구효서, '추석이 되어 소망 한다', 조선일보 문화비전, 2008년 9월 13일)

이런 누나들이, 처녀들이 우리의 경제발전에 불을 지른 장본인이었지요. 헐벗고 굶주려본 사람이 아니라면 정말로 뼛골까지 쑤셔대는 가난이 무엇인지를 모릅니다. 가발을 만들기 위해 여인네들은 자신들의 머리를 싹둑 잘라 팔아서 가족을 위해서 생선을 샀지요. 그런 서러운 머리카락을 수집하러 아저씨들은 온 동네를 돌아다녔고요. 서울 평화시장과 구로동의 수출 센터에서는 10대와 20대 초반의 여성들이 하고 싶은 공부를 포기한 채 무능한 아버지 대신 집안 식구들을 먹여 살리기 위해 생활전선에 뛰어들었던 거죠. 오로지 먹고살기 위해서 말이죠. 잠도 줄이고 제대로 챙겨 먹지도 않고 손마디가 닳도록 옷과 인형을 만들었지요. 그땐 뭐든 할 수 있는 일은 피하지 않고 다 했지요. 닥치는 대로 가리지 않고 온갖 궂은일도 마다하지 않았던 거죠. 그리고 일할 수 있는 사람들은 모두 나서 힘을 합쳤지요. 어쩌면 일을 위해 태어난 기계처럼 말이죠.

그건 가난이 한이 되고 몸서리쳐져 다신 대물림 하지 않기 위해서였죠. 그렇게 한 푼 두 푼 달러를 벌어들여 경제를 발전시켰지요. 아래 위가 한 덩어리가 되고, 국내에 있는 사람뿐만 아니라 외국에 나가 있는 사람들도 하나로 똘똘 뭉쳤지요. 가난 때문에 몸서리쳐지는 가난을 피해 미국과 유럽으로 나간 사람들, 열사의 땅에 가 있는 사람들, 그들은 오로지 온갖 어려움을 다 이기고 묵묵히 일만 했지요. 언어의 장벽을 넘고 문화의 한계를 넘고 열심히 일만 했지요. 남들이 해서 하루 일이면, 반나절 일로 당겼지요. 당시 한강의 기적은 저절로 된 것이 아니고 바로 이렇게 일으킨 것이지요. 기적을 일으킨 원동력은 잘살아보겠다는 한국인의 의지, 특히 여인들의 근로정신이 바탕이 되었지요. 그리고 어머니, 할머니들의 자식을 위한 헌신과 끊임없는 교육열의 향학정신이 토대가 되었습니다. 지난 우리의 경제발전 속에는 이처럼 여성들의 힘이 대단하였습니다.

그때 여성들의 힘이 모아져서 이제 선진국으로 진입하려는 문턱에 도달했습니다. 이제 우리 한국이 미국, 중국, 독일, 일본, 대한민국의 G5의 위상을 갖도록 우리 종교계 지도자들이 앞장 설 때가 되지 않았을까요. 바로 가정교육, 전통태교로 말이지요. 그것이 잘 되어야 선진국이 됩니다. 정신이 바로서야 모범국가가 됩니다. 세상엔 거짓은 통하지 않아요. 노력하지 않고 잘 되기를 바란다면 거짓이지요. 쉬운 말로 세상엔

공짜는 없지요.

아직도 많은 문제는 여전히 남아있지만 가장 큰 문제인 먹고사는 것은 어느 정도 해결이 되었지요. 그러나 현재 세계화된 글로벌 경제체제 내의 한국은 전혀 예측할 수 없었던 정규직과 비정규직이라는 두 직업을 만들어내고 말았어요. 젊은 대학생들은 졸업하자마자 실업자가 되거나 아니면 88만 원의 비정규직이 되는 상황에 직면하게 되었지요. 승승장구하던 경제가 어느 사이엔가 둔화되어 느림보가 되거나 정체되거나 심지어는 후퇴까지 겪어야 하는 현실이 되고 말았어요. 그뿐 아니라 우리 사회에도 파레토의 법칙이 적용되는 경제의 양극화 현상이 자리 잡게 되었어요.

제2의 한강의 기적을 이루기 위해서는 저때의 여성들 정신이 다시 떨쳐 일어나야 합니다. 그 결과 21세기 한국이 탈공업사회로 바뀌어 확고한 선진국에 진입해야 합니다. 그러려면 새로운 키워드와 정신이 필요하며, 한국을 대표하는 정신으로 재무장해야 합니다. 물질만을 추구하지 말고 우리의 정신문화를 개발하고 발전시켜 세계로 나가야 합니다. 수십 년 전 몹시 가난했던 우리가 가난을 극복한 경험과 성장의 비결을 개발도상국에 전수시켜야 합니다.

그때 우리는 우리의 정신문화인 전통태교를 세계에 소개하여 인류발전을 위한 인재양성으로 인류행복의 공익公益과 대의大義에 기여해야 합니다. 한국 정신인 한국문화를 통해 세계평화와 인류행복의 원대한 이상을 향해 앞으로 나아가야 합니다. 이젠 생산하고 수출하는 경제성장만으로는 한계가 있고, 또 경제성장은 자연이나 지구보존에 위기를 초래하게도 됩니다. 물건의 수출에서 문화의 수출, 정신의 수출을 해야 합니다. 차원을 달리한 것으로 눈을 떠야 합니다. 말하자면 한국의 진면목인 문화를 해외로 수출하자는 것이지요.

예로부터 우리의 일상생활 속에 녹아 있는 태교는 우리 민족만이 가지고 있는 독특한 문화유산입니다. 그건 성장잠재력을 이끌어 낼 새로운 대안이 될 수 있다고 봅니다. 그런 미래의 대안인 우리의 태교를 가지고 아시아나 유럽, 미국이나 아프리카 등에 적극 보급해야 합니다. 특히 후진국일수록 바른 정신을 일러주면 나라 발전에 큰 도움이 될 겁니다. 만약 우리가 아프리카 여성들에게 태교에 대한 이해를 통해 봉사하면 석유 위기 때에 파견된 중동 근로자나 서독에서의 간호사들이 일구었던 평가를 다시 들을 수 있으리라 봅니다.

앞에서도 말씀드린 대로 태교는 젊은 여성, 신부나 임산부 혼자만이 하는 것이 아니고 온 집안이 혼연일체가 되어 그 집안의 문화전통, 가치기준, 생활규범이 만들어내는 고도의 가문정신인 가풍이 되살아나는 것입니다. 이것은 삶의 철학이고 고도의 존재양식입니다. 이러한 문화전통은 세계 그 어디에도 없습니다. 따라서 이것이야말로 세계 속의 진정한 한류가 되리라 봅니다. 유행 따라 생성 소멸되는 일시적인 반짝이가 아니라는 겁니다. 이런 문화가 애니콜, LG 에어컨, 현대자동차 등에 스며들어야 세계시장에서 품격이 높아지고 거기에 따른 대접을 받고 동시에 고가에 판매가 이루어질 수 있을 것입니다.

지난 세기 경제부흥기에 보여준 여성의 힘은 대단하였습니다. 눈물어린 가발, 봉제산업, 전자공장에서 여직공의 기계적인 노동, 이런 분들이 모여서 하면 된다는 정신 하에 이룩한 나라가 바로 지금의 대한민국입니다. 이제 제2의 경제부흥을 꾀하려면, 제1의 경제발전 때의 방법으로는 안 됩니다. 제대로 된 콘텐츠를 제대로 된 방법으로 쓰려면 교육받은 여성 파워의 결집이 절대적으로 필요합니다. 미국에서는 자기 자식의 창의성을 기르기 위해서는 엄마가 직접 집에서 가르치는 홈스쿨도 있습니다. 교육은 21세기의 탈공업시대에 존재할 수 있는 대단히 분명한 인프라 산업임에 틀림없습니다. 그 교육의 첫발이 태교라는 거죠.

미국의 뉴욕, 로스앤젤레스, 워싱턴 등지에서 쪽머리를 하고 다소곳한 동양 미인들이 파란 눈의 여인들에게 태교 클리닉을 하는 모습에서부터 자식들을 이해하고 가르치는 홈스쿨, 그밖에 문화 콘텐츠가 녹아져 있는 평생교육까지를 상상해 봅니다. 그래서 한국의 전통문화로 세계 도처에 새로운 직업이 만들어져서 이 땅의 여성들이 수많은 고부가가치를 창출하는 장면을 머릿속으로 그려 봅니다. 그리하여 이 땅에 제2의 문화부흥기가 속히 이루어지기를 간절히 기도하고 염원합니다.

우리 한민족은 역사 이래로 한이 많은 민족이었습니다. 그러나 우리 한민족은 강대국 옆에 붙어 있으면서도 저 여진이나 만주족, 그밖에 수많은 소수민족처럼 종족이 송두리째 사라지지 않고 꿋꿋하게 살아남은 불멸의 민족입니다. 또한 고유의 자기언어를 지키고 있는 유일한 민족이기도 하지요. 대륙의 북방에서 한 때는 중원을 장악하고 큰소리를 치기도 했지만 지금은 역사에서 사라지고 말았습니다. 저 티베트를 무참히 짓밟는 인간 야만, 인디언들을 참혹하게 도륙하는 인간 광기, 그 맹수의 행태를 보았고 지금도 보고 있습니다.

계속 이어질 이 인류역사 속에서 세계 온 누리에 우리 민족이 자랑스럽게 내놓을 문화유산이 후대 인류를 위한 교육입니다. 그중에서도 태교는 어느 곳에서도 찾아볼 수 없는 독특한 인간존중입니다. 이점에서 단연 세계의 으뜸이지요. 그래야만 유태인이 가지고 있는 탈무드처럼 태교를 통해 한글이 번창하고 한민족의 존재가 우뚝 드러날 것입니다.

따라서 공부하고 생각하는 엄마만이 자식을 훌륭한 인물로 만들 수가 있지요. 그러나 남자는 '저리 가라!' 입니다. 앞으로의 세기는 여성들의 대결장시대입니다. 슬기와 부드러움의 대결장시대입니다. 딱딱한 시대는 가고 부드러움만 남는 시대가 되었기 때문입니다. 남성들은 여성들의 요청에 의해서 적당할 때 필요할 때 잠깐 보조출연 할 뿐입니다. 어쩌겠습니까. 문화코드가 그렇게 정해졌는데……

뇌과학이 밝혀낸
놀라운
태교 이야기

5. 태교는 평등을 넘어선다

스님 사람은 누구나 평등하다고 우리 헌법 조항에 명시되어 있지만 현실사회에서는 사람의 됨됨이나 교육수준이나 그릇의 크기에는 차이가 있고 내지 천차만별입니다. 논어에도 '사람의 됨됨이를 판단하려면 그 사람을 관찰해보고, 그 사람과 대화해보면 된다' 라는 내용이 있습니다.

바로 이런 원리를 이용하여 사교육을 극복하고 공교육인 학교교육을 통해 인재를 선발하고자 하는 핵심적 아이디어가 입학사정관제일 겁니다. 도대체 인간에게 재능수준의 차이가 발생하는 근원적인 원인은 무엇일까요. 태교적인 입장에서 말입니다.

박사 논어에는 '태어나면서 아는 자는 제일 우수하고, 배워서 아는 자는 그 다음이고, 막힘이 있어서 열심히 노력해야만 배울 수 있는 자가 또한 그 다음이다生而知之者上也 學而知之者次也 困而學之又次也'라는 말이 있습니다.

한편 주역을 설명하기 위해 공자가 쓴 계사전繫辭傳에는 '天尊地卑 乾坤定矣 卑高以陳 貴賤位矣, 하늘은 높고 땅은 낮아서 건과 곤이 정해진다. 낮음과 높음이 늘어서니 귀함과 천함의 자리가 정해진다' 라는 문장이 있습니다.

바로 음양의 개념으로 세상을 분석하는 모습을 주역 계사전은 제시하고 있습니다. 천지, 건곤, 비고, 귀천이라는 서로 반대되는 개념을 제시하여 설명하고 있습니다.

태초에 산과 물이 생길 때에도 높은 산, 낮은 구릉지, 평탄한 지대와 깊은 바다, 얕은 시냇가, 한길이 넘지 않는 해수욕장 등 서로 다른 자연의 모양이 제각각 이루어집니다. 바로 그 순간에는 아무런 특징도 없고 그저 모든 대상이 밋밋하게 평등하겠지요. 그러나 인간이 자연을 바라보는 관측자가 되고부터는 각각에 대한 가치가 부여되어 귀하고 천한 것으로 갈라져 나눠졌고 또 나누고자 합니다. 조물주는 모든 대상을 분명 평등하게 빚어냈는데, 어느 때 조물주의 뜻을 등진 인간이 비평 등을 문화와 함께 만들어내게 되었습니다. 그리고 저 물과 산처럼 인간 자체도 역사가 이어지고 흘러가면서 귀천이 구분되고 만들어진 것입니다.

앞에 나온 생이지지처럼 인생이 평탄하여 어렸을 때에는 부모 또는 조부모로부터 각종의 복을 받아 누리며 배움을 완성하고, 그 배움의 기술을 가지고 청장년기에 자기 인생기반을 닦아 사업을 원만하고 내지 크게 번창하여 인생 말년에는 자기가 일구어놓은 업적을 바탕으로 훌륭한 집안을 이끄는 사람으로 자리매김 되지요. 이런 사람의 얼굴에는 늙어서도 주름살이 별로 없고 특히 미간, 즉 눈썹과 눈썹사이(관상학에서는 명궁命宮이라고 함)가 깨끗하고 판판하여 복이 있게 생겼습니다. 관상학에서는 매우 주요한 부위가 눈과 바로 이 명궁입니다.

손주사윗감이 집으로 찾아왔을 때, 손주딸의 할아버지는 손주사윗감의 어디를 중점적으로 볼까요. 세상을 60년 이상 살아온 노인들은 젊은 사람들이 보지 못하고 알지 못하는 뛰어난 영감이 있는데, 혼이 들락거리는 눈을 바라보면 손주사윗감이 어떤 인물인가를 판단할 수 있습니다. 반짝거리는 눈은 목표 있는 삶을 사는 반면에, 흐리멍텅한 눈은 고된 삶이 그를 기다립니다.

새는 반짝거리는 눈을 가졌기에 공중을 날면서도 쉽게 먹이를 낚아서 굶지 않지요. 그 반면에 소는 눈이 크지만 인간을 위하여 평생 일을 하고는 그것도 부족해 죽어서도 그 몸을 인간에게 모두 주고 갑니다. 만일, 반짝거리되 적당한 크기의 눈을 가진 손주사윗감과 소 눈처럼 큰 눈을 가졌어도 반짝거리지 않는 눈을 가진 손주사윗감, 이 두 사람이 집으로 찾아왔다면 할아버지는 어떤 사람을 고를까요.

귀천이나 길흉화복은 이렇게 사람의 얼굴에 대강의 모습으로 나타납니다. 이런 이치가 수백 년, 수천 년의 시간 속에서 존재하고 있습니다. 이런 지식을 토대로 구체적인 내용을 담되, 사람에게는 근원적으로 가지고 있는 신성과 존엄이 있어요. 얼굴모습이 어쩌지 못하고 인간의 사량과 분별이 미치지 못하는 불가침의 고귀한 생명터전이 깊숙이 자리하고 있지요. 태아의 앞날을 위해 이런 종교적인 믿음과 거기에 따르는 대화와 기도생활을 하다보면 태아에게는 또 다른 모습이 보이게 되지요. 영재의 재능이라는 선물이 얼굴에 나타나고 머리에는 영재아의 뇌기능이라는 유산을 받게 될 것입니다.

바로 이 점이 제가 태교를 강조하고 부르짖는 이유이기도 합니다. 근원은 평등하되 현상은 평등하지 않는 것이 세상의 구조이고 이치입니다. 희망을 잃고 어렵게 사는 사람들도 본인들은 어렵고 힘들더라도 훌륭한 자식이 태어난다면, 그 자식의 영향으로 말년에는 행복하게 살 겁니다. 사실, 모두가 그런 기회를 만들어야 하지 않겠습니까. 또 자식이 잘 되면 집안은 말할 것도 없고 나라가 잘 되는 일이겠지요. 기본공동체인 가정이 발전하면 사회공동체인 부강한 나라가 되는 것입니다.

뇌과학이 밝혀낸
놀라운
태교 이야기

6. 태교 – 인간학, 오늘의 뇌과학으로 본다

스님 박사님께서 사주당 이씨의 『태교신기』를 전통태교의 대표적인 교과서라고 소개하셨는데, 지금부터 200년이나 넘은 시대적 차이 때문에 어쩌면 고리타분한 내용일 것이라는 생각이 듭니다. 혹시, 현대사회에는 전혀 어울리지 않는 것이 아닐까요. 그렇다면 이제 박사님께서 이 시대에 맞는 재해석을 해야 할 것 같습니다. 그 책 속의 여러 이야기 중에 독자들에게 권하고 싶은 구절이 있다면 어떤 것인지 소개해 주세요. 그리고 그것의 의미를 설명해주시지요.

박사 제가 읽은 『태교신기』 안에는 이런 구절이 있습니다. 처음 이 구절을 대했을 때 참으로 소름끼칠 정도로 태교의 의미심장한 진수를 느꼈습니다.

> 여인은 아이를 가지면 옆으로 비스듬히 누워 자지 않고, 가장자리에 치우쳐서 앉지 않고, 발꿈치를 들고 서지 않는다. 이상한 맛을 내는 음식은 먹지 않고, 반듯하게 썰지 않은 음식도 먹지 않는다. 바르게 깔리지 않은 돗자리 위에는 앉지 않는다.
> 婦人姙子 寢不側 坐不邊 立不踵 不食邪味 割不正不食 席不正不坐

현대의 많은 임산부들이 임신 중에는 그저 균형 잡힌 영양성분의 음식을 섭취하고, 몸 건강에 유의하여 질병에 걸리지 않으며, 무리한 신체 행동을 하지 않으면 된다고 생각합니다. 그러나 보다 더 적극적으로 엄마의 마음을 다루는 것으로 눈을 돌려보면 전혀 다른 세계가 열리지요. 그것은 엄마가 화를 내거나 초조해하거나 슬퍼하거나 불안해하면 그에 따라서 그때그때 분비된 호르몬이나 뇌에서 형성된 신경전달물질들이 혈관을 통해 태아에게 그대로 전달되어요. 엄마의 감정이 호르몬을 통해 고스란히 태아에게 전달된다는 말이죠.

뱃속의 태아는 실지로 엄마의 감정이나 생각까지를 낱낱이 읽고 거기에 따라 반응하고 있어요. 엄마의 마음과 행동의 불일치는 태아에게 가치의 혼란을 불러일으킬 수도 있지요. 이런 태아가 태어나면 주의력 결핍증을 가진 아동으로 변하여 학습의 장애를 일으키곤 합니다. 또 태교교과서를 보시지요.

> 눈으로는 부정한 색이나 그림을 보지 말고, 귀로는 음란한 소리를 듣지 않고, 저녁에는 소리하는 사람을 불러 좋은 시나 소리, 종교적 진리를 읊게 하여 들으면, 태어난 아기는 용모가 단정하고 아기의 재주가 보통 사람의 재주를 능가하게 된다.
> 目不視邪色 耳不聽淫聲 夜則令瞽誦詩道正事 如此則生子 形容端正 才過人矣

이 문장은 요즘 영재를 얻으려는 여성들에게 알려주는 핵심적인 지침이기도 합니다. 200년 전에도 황당한 그런 일이 있었는지 모르겠지만 감정의 기복과 편차를 크게 일으키는 책이나 그림을 멀리하여야 한다는 의미입니다. 오늘날에는 우리 마음의 가치판단을 혼란시키는 불량스런 음란비디오들이 도처에 널려 있습니다. 이런 과격한 것들을 멀리하고 음악 태교, 미술 태교를 적극적으로 하면 태어난 아이들이 총명해질 수 있겠지요.

    임산부들의 도덕적인 생활을 훈계하고, 임신 중에는 정신수양에 더욱 힘쓰고 편안하고 충실한 일상의 나날을 맞이해야 한다는 태교 가르침을 요약한 것입니다.

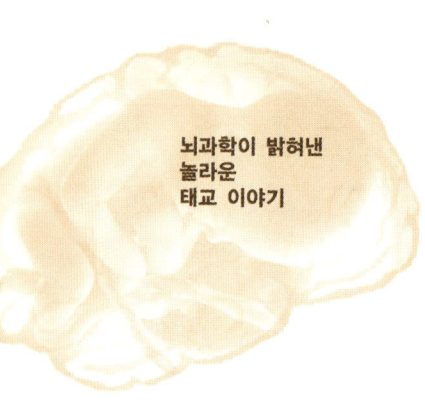

뇌과학이 밝혀낸
놀라운
태교 이야기

7. 남녀의 차이

스님 암소와 수소, 여왕벌과 수벌 등, 동물이나 곤충들처럼 우리 인간도 남자와 여자로 구성되어 있습니다. 또 각각의 개인들로 구성된 인간사회는 역사의 흐름 속에서 언제나 남성과 여성의 조화로운 협력으로 성장발전을 거듭해 왔습니다. 남자와 여자의 협력으로 다음 세대의 새로운 개체인 자녀도 태어납니다. 그런데 신생아 시절에 본 남자 및 여자 아기는 동일하게 보이지만 성장하면서 이들 남자와 여자의 차이가 엄연히 존재합니다. 이런 차이를 체계적으로 설명해 줄 수 있는 내용이 담긴 전통적인 고전을 소개해주십시오.

박사 불과 200년 전, 우리나라 양반들이 담배 피우며 유유자적하고 있을 때, 유럽의 이태리에서는 금융, 무역이 발달하고 각종 과학기술이 발달하였으며, 미국은 각종 신무기들을 제작하여 세계의 다른 지역을 점령하고 식민지화하였습니다. 곧이어 세계는 두 번의 큰 전쟁의 소용돌이에 빠지게 되었지요.

19세기에는 본격적인 서세동점西勢東漸으로 서양의 발달한 과학기술을 앞세워 최신무기로 중국인 청나라를 제압하면서 서양의 과학기술이 동양의 전통 및 사고패턴을 크게 뒤흔들어 놓습니다. 그로 인해 한국인, 일본인, 중국인, 기타 동남아시아나 서남아시아 등의 동양문화와 전통을 구체적으로 계승하고 배울 기회를 한꺼번에 잃어버리게 되었어요. 자연 그 가치를 제대로 알 수 없었고 뜻하지 않게 그만 소홀히 하고 말았어요.

동서양 문화가 쉽게 교류하고 혼재되어 있는 오늘날, 이제 자신의 것을 다시 되찾는 노력을 기울여야 한다고 봅니다. 그럼에도 과학기술 문명의 일상생활에서는 동양문화가 아직 제대로 대접을 받지 못하고 있어요. 과연 그것이 바람직한 일인가를 우린 깊이 고뇌해 봐야 합니다. 유대인 중에는 동양문화 중에도 침술이 미래 산업의 젖줄이 될 것이라는 생각을 하고, 이미 미국에 한의과대학을 설립하고 투자한다는 이야기를 들은 지가 오래되었습니다. 제가 미국의 메릴랜드주를 여행할 때,

만난 메릴랜드주 한의과대학 설립자도 바로 그런 유대인이었어요. 이야기 중에 자기의 대학에 대한 자존감이 참으로 대단했던 것을 느꼈지요.

먼 옛날 동양에서는 인간의 발달단계를 다음과 같은 방식으로 사유하였지요. 동양철학의 근간인 주역에는 '1, 2, 3, 4 라는 생수生數가 있고 6, 7, 8, 9라는 성수成數가 있다. 인간도 자연에 속한 하나의 생명체이기 때문에 주역의 발생원리에 따라 성수의 지배를 받아서 한평생을 살아간다' 고 생각하였습니다. 한 번 살펴보시지요.

음양이론에 의하면 여자는 음이고 남자는 양이다. 음은 짝수이고, 양은 홀수이다. 성수 중에 6은 짝수이고 9는 홀수이다. 음의 본체는 6이고 양의 본체는 9이다. 6과 9는 각각 여성과 남성의 몸인 체이다. 음양이론에는 체용이라는 관계를 가진다. 즉 6은 음의 체이며 이것의 짝이 될 용은 반드시 성수 중에 홀수가 되어 7이 되며, 9는 양의 체이고 그의 짝은 짝수인 8이 된다. 이 개념체계에 따라서 여성의 경우는 7이 용이므로 7년마다 여성의 성징性徵이 크게 바뀌고, 남성의 경우는 8년마다 성징이 바뀌게 된다.

여자아이들은 7×2인 14살이 되면 월경을 하게 되어 여성으로서의 성징이 나타나고, 7×3인 21살이 되면 과년한 처녀가 되고, 7×7 즉

49살 전후에 폐경이 되어 여성으로서의 역할이 끝나면서 갱년기에 도달하여 성생활에 대한 관심이 사라지게 된다.

반면에 남자들은 8년을 주기로 발달하여 어릴 때를 살펴보면 여자아이들보다 발육이 늦어 또래의 여자아이들보다는 몸의 성숙도가 낮은 편이다. 14살, 15살만 되어도 여학생들은 여성스러움이 발달하고, 20세 전후에는 여성의 모습이 절정에 이르게 되고, 그 이후에는 차츰차츰 노화하기 시작한다. 발육이 상대적으로 느린 남자들은 늦게까지 성장을 하여 8×8인 64세까지도 성생활을 하려는 의지를 가지고 있게 된다. 남성스러움의 모습이 40, 50대에 절정에 이른다. 이것이 아마도 중년기 이후의 남편들 외도의 큰 원인이 되기도 한다. 현명한 아내들은 이런 사실을 주지하여 중년기 이후의 삶을 대비해야 한다. 인간의 마음도 몸의 생리적 변화와 유사하게 변한다.

앞의 두 단원의 글에 있는 동양관을 현실의 우리에게 적용해 본다면 현대 여성들에게는 맞춤식 속진교육을 따로 적용하여 21세 이전에 일반적인 대학의 학부교육이 마감되고, 21세 이후에는 전문적인 대학원 교육이 실시되어야 하지 않을까 생각해 봅니다. 왜냐하면 여성은 성징이 나타나기 시작하는 14세 이후에는 아름다워지고 싶어 하는 마음이 남성들과는 전혀 다르게 나타납니다. 이미 그런 마음이 자신의 내적인 마음속에 자리 잡고 있어서 여성들의 개성과 미를 무시하는 규준화된 교육이 여학생들을 몹시 피곤하게 만들 수 있기 때문입니다.

　이것이 인간발달의 단계를 바라보는 동양관이기도 합니다. 서양에서는 인간의 발달단계를 데이터를 바탕으로 연구합니다. 실제로 피아제라는 학자가 연구하여 어린이의 성장과정을 살펴본 경우가 있지요. 비록 동양의 인간발달 단계가 서양의 과학적인 데이터보다는 결여되어 있지만 자연을 바라보아 형성된 동양관에는 보다 심오한 원리를 바탕으로 삼고 있습니다. 자연적인 폭넓은 시각과 깊은 관찰에서 성립된 동양관, 그 이론이 결코 무시되거나 버려야 할 정도로 푸대접받아서는 안 된다고 봅니다. 깊이 생각해 보면 동양관의 이론이 조금도 천박하지 않아요. 오히려 심오해요.

　이런 것들도 우리들 현대생활에서 참조하여 이용해 볼 필요가 있고, 나아가 이 동양관의 이론은 지금까지 숨겨진 지혜이지요. 우린 스스로 우리의 전통을 무시하거나 홀대할 필요는 없다고 봅니다. 전통에 대한 경시는 무지에서 오는 것입니다. 2007년에 들어서면서 세계의 금융위기가 서양문화를 한층 위축시켰습니다. 반대로 중국과 인도를 중심으로 하는 동양사상과 동양문화가 주도하는 느낌이 들고, 곳곳에서 그런 조짐이 나타나기도 합니다. 따라서 이젠 미래를 대비한 21세기형 여성교육과정이 새롭게 필요할지 모르겠어요. 왜냐하면 여성은 천부적으로 생명육성자의 권능을 그 몸이 가지고 있기 때문이죠. 부드러움과 섬세함의 동화성同化性이예요. 그것이 생명의 터전이므로 정성어린 보호관리가 개인적으로 가정적으로 내지 사회적으로 필요하다고 봅니다. 여성의 정신이 살아있고 그 몸이 깨어 있으면 그 몸은 생명터전으로 새로운 인재가 출현하고 새로운 문화코드가 생겨요.

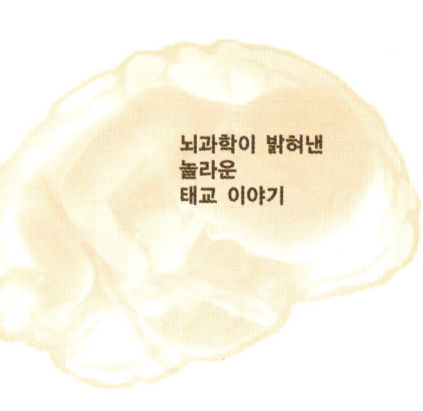

뇌과학이 밝혀낸
놀라운
태교 이야기

8. 남녀의 환경적응과 발달

스님 박사님께서 동양학의 관점에서 남녀간의 차이에 대하여 재미있는 근거를 가지고 말씀해 주셨습니다. 그런데 제가 듣기로는 남자는 방향 감각이 발달되어 운전을 하더라도 원활하게 할 수 있는 반면, 여자들은 그것이 조금 어려운 편이라고 합니다. 그래서 아내들이 남편들에게는 운전강습 받기를 꺼린다고 합니다. 즉 주차할 때에나 우회전을 할 때, 여성들은 가끔 엉뚱한 곳으로 자동차를 보내기 때문에 남성들이 짜증을 낸다는 거죠.

그 반면에 여성들은 예술적인 면에서 탁월함을 발휘하여 남성을 훨씬 능가한답니다. 그리고 실지로 여성들이 남성들보다 더 많이 예술분야에 종사합니다. 이런 현상은 남녀의 무슨 차이 때문일까요?

박사 양성평등이라는 인식이 이제는 사회적으로 널리 퍼져 있습니다. 그동안 남자는 남자답고, 여자는 여자답게 성장하고 자라야 한다는 오랜 인간의 관념과 관습에 의해 남녀의 차이가 발생했다고 보고 있습니다. 그러나 아무리 양성평등이 되었어도 남녀의 신체구조와 기능이 다르다는 생물학적인 차이는 뚜렷합니다. 즉 종족을 유지보존 하는 데에 있어서 남녀의 역할은 각기 다릅니다. 아무리 과학이 발달하여도 태아를 몸속에서 기르는 역할을 남자가 대신할 수 있게 만들거나 조작할 수는 없을 겁니다. 물론 이런 말을 영원히 단정적으로 할 수는 없겠지만 적어도 지금은 그렇다는 거죠. 그런 역할을 여자에게 맡긴 이유는 분명히 따로 있을 것입니다. 하늘과 땅의 역할이 따로 있는 것처럼 인간사회에서의 남녀의 역할은 분명 구분되어 있습니다. 역할에 있어서는 분명 차별세계이지요. 남녀 공히 인간의 본성은 무차별세계이겠지만요.

땅은 수많은 사람들이 밟고 지나다녀도 아프다는 소리를 내지 않고, 계절에 맞추어 싹을 틔우고 잎과 줄기를 키워 초식동물에게 먹이를 주며, 온갖 사랑을 베풀고 나무를 살찌워 여름에 그늘을 만들며 수많은 지구상의 생물들에게 은신처를 제공하고 온갖 열매를 맺게 해줍니다. 그러면서 한번도 불평과 불만이 섞인 소리를 내 놓지 않습니다.

'아버지가 낳으시고, 어머니가 기르시고, 스승이 가르치는 원리가 모두 하나이다.(父生之 母育之 師敎之 一也)'라는 의미는 실로 미묘하고 심오합니다. 깊이 되새겨 볼 인생의 교훈이며, 생철학의 근본이라고 봅니다. 바로 이것을 과학적으로 낱낱이 밝혀서 현대적인 의미로 재해석하고 재구성하는 일이 오늘날의 태교정신이 갖는 요체일 수 있습니다. 가정에서 남녀의 상생적인 역할이 건전한 사회와 세상을 만드는 근본이기 때문입니다.

수만 년 전, 인류가 이 세상에 살 때는 수렵생활을 했습니다. 아마 처음에는 먹이를 구해서 음식으로 만들어 먹는 행위에 있어서 남녀간에는 큰 차이가 없었을 겁니다. 그런데 어느 날 음식의 성분에 고기가 첨가됨에 따라서 역할분담의 필요성이 대두되어 남녀의 차이가 생겨나기 시작했을 겁니다. 남자들이 큰 동물을 잡아오는 역할을 하게 되었고, 그러기 위해 남자들은 먹이를 찾아서 집을 나와 멀리 떨어진 곳으로 돌아다니거나 여행을 했을 겁니다. 거기에 따라 여자들은 주로 집 가까이에서 나물을 채집하고 의복을 만들며 남자들이 나가고 없는 집을 지키는 역할을 하였을 겁니다.

멀리 여행을 하려면 동서남북의 방향을 알아야 하고 자기의 현재 위치를 늘 확인하고 판단해야 하는 기능을 발휘해야 하고 주의를 기울여야 합니다. 그래야 수렵활동의 결과로 얻은 획득물을 가지고 성공적으로 가족들이 있는 집으로 돌아올 수가 있기 때문이었을 겁니다. 이런 오랜 외부적인 활동의 축적이 여자들보다 남자들의 탁월한 방향감각이 되었겠죠. 이렇게 조그만 자극이라도 차츰차츰 여러 번 누적이 되면 그와 관련된 뇌기능은 향상됩니다. 골짜기에 흐르는 시냇물의 양이 작더라도 끊임없이 수천 년 수만 년 동안을 흐르면 큰 바윗덩어리를 부수듯이 말입니다.

동물을 잡기 위해 창이나 활을 쏘는 기능이 남자에게 공간인지능력을 키우도록 자극을 하였고, 포획한 동물을 멀리서부터 집까지 이동하려면 강한 체력을 필요로 합니다. 수렵시대를 사는 남자들에게는 공간인지능력, 방향감각능력, 강인한 체력이 요구되었을 것이고, 그런 필요에 따라 꾸준히 강화되고 발전되었을 겁니다. 이렇게 획득된 형질이 유전과 진화의 형태로 현대를 사는 남자들에게까지 전달되어 오늘날에도 그런 면에서는 남자가 여자보다 좀 우월한 편입니다.

그래서 남편이 아내의 운전법을 가르쳐 주는 교습행위를 할 때에 말썽이 나는 원인은 대개 이런 공간인지능력의 차이에서 기인하는 것입니다. 여성의 경우는 대개 집에서 머물러 거주하고 이동하는 범위가 좁아서 방향감각능력이나 공간인지능력이 상대적으로 뒤떨어진 것입니다.

뇌기능에 관한 현대과학의 연구결과를 살펴보면 인간의 획득형질은 인간이 소속된 사회의 니즈needs와 관습에 의한다는 사실입니다. 이것을 다시 뒤집어 말한다면 어떤 종류의 미미한 자극이라도 계속 유지되면 그에 상응하는 특수한 재능이 뇌 안에 각인될 수 있다는 사실이지요. 바로 이것이 교육을 해야 하는 이유이기도 하고요. 생물학적인 차이는 다소 있을지 모르지만 근본적인 뇌기능에 있어서 남성과 여성의 차이는 별로 없습니다. 양성평등을 외치는 현대사회에서는 남자와 여자의 직업이 따로 구분되어 있지 않습니다. 그러므로 남자 간호사, 여자 파이롯트, 남자 패션디자이너 등이 많이 나올 것이므로 미래의 인력을 만드는 예비 엄마, 아빠의 뇌도 보다 더 유연해야 할 것입니다. 앞으로는 아들에게 바느질, 음식조리법 등, 딸에게는 자동차 운전, 삽질, 운동 등을 열심히 가르쳐야 그들이 늙어서 배우자가 죽었을 때 자립할 수가 있을 것입니다.

> 뇌과학이 밝혀낸
> 놀라운
> 태교 이야기

9. 뇌와 도道의 세계

스님 박사님께서 '니즈, 획득된 뇌기능, 유전과 진화'를 통한 오늘날 남녀간의 뇌기능과 거기에 따른 행동의 차이에 관한 설명을 쉽게 해주셨습니다. 출가자들인 우리 스님들도 면벽수도를 하며 동안거, 하안거를 보냅니다. 사실, 그때마다 힘든 자기와의 싸움을 해야 합니다. 이를 악물면서 절규하며 노력에 노력을 더하여 차안此岸의 세계를 넘어서고자 합니다. 도道를 이루어야 넘어가는 피안彼岸의 세계에 대한 니즈가 스님들의 뇌기능을 자극하겠군요. 니즈가 강력할수록 그만큼 뇌기능을 강하게 자극한다는 말이 되겠군요.

뇌기능의 향상에 앞서서 먼저 모티베이션이 있어야 하고, 그것을 성취하려는 체력이 동반되어야 하고, 평소 일상생활에서 학식과 보시행을 잘 닦아야 필요한 때에 집중력을 발휘해서 그 세계의 진수를 맛볼 수가 있을 겁니다. 이것이야말로 뇌와 피안의 세계의 만남이라고 풀 수 있겠네요. 뇌과학적으로 말입니다. 그렇다면 아이들도 성장하는 뇌에 자극을 주려고 어릴 때부터 놀이를 시키지요. 그때 남자아이·여자아이가 하는 놀이를 뇌기능의 남녀차이로 설명해보면 재미가 있을 것 같은데요.

박사 그렇지요. 아이들의 놀이는 세상과 뇌 사이의 연결통로를 확보하기 위해 아이 스스로가 벌이는 투쟁이라고 해석할 수도 있습니다. 뇌 안에는 여러 기관들이 나뉘어져 복잡계를 이루면서 제각각의 기능을 수행합니다. 이런 기능의 원활한 조합과 협동 및 억제와 견제를 잘 이루어야 아이들의 소꿉놀이나 운동을 성공적으로 마칠 수가 있습니다.

예를 들어 스님들도 참선할 때 몸의 어느 한 부분에서 통증을 느끼면 도공부에 장애가 되겠지요. 자, 생각해 보세요. 자기 몸의 존재를 느끼지 못해야 도의 세계로 훨훨 날아들어 갈 수가 있겠지요. 아이의 놀이도 뇌 안의 모든 회로로 이루어진 복잡계가 조화하고 하모니를 이루면서 협동 및 견제하여 그 존재를 잊어버려야 놀이의 기쁨을 만끽할 수가 있습니다. 아이의 뇌는 이 연습을 통해 효율적인 자신의 뇌를 만들려고 합니다.

　과거의 남자 아이들은 학교에 갔다 오면 골목길에서 딱지치기, 전쟁놀이, 구슬치기 등을 하고, 특히 여름이 되면 시골에서는 잠자리채를 들고, 잠자리나 나비들을 잡으려고 들로 산으로 돌아다닙니다. 한편 여자아이들은 인형을 갖고 놀거나 소꿉장난, 줄넘기나 엄마놀이 등을 합니다. 여자아이들은 거의가 집안이나 집 주변에 모여서 합니다. 놀이의 패턴에도 이처럼 남녀간의 차이가 있습니다. 생후 1~2년부터 남녀 간에는 노는 모습에서도 크게 차이가 납니다. 남자아이들의 장난감은 대개 비행기, 자동차, 총이고 그 반면에 여자아이들에게는 인형, 소꿉놀이 물건들이 대부분입니다. 또 남자아이들은 여자아이들과는 달리 씨름이나 닭싸움같이 힘을 쓰고 폭력적인 놀이들을 선호합니다. 이런 어린이의 행동 패턴의 차이는 뇌기능에 있어서의 남녀차이에서 기인합니다. 태어나기 전, 태아의 뇌는 남녀가 달라도 똑같은데, 출생 이후 부모나 가정, 학교에서 남녀를 바라보는 관습이나 가치관의 차이가 아이들의 뇌를 그렇게 만들어 놓기 때문입니다.

　아무것도 없는 흰 종이에 계속적인 자극이 가해지면 그에 따른 그림이 그려지듯이 뇌는 적절한 환경과 자극에 따라서 변하는 성질을 가지고 있습니다. 그것을 뇌의 가소성可塑性이라고 부릅니다. 즉 플라스틱 원료를 가지고 적절한 온도에서 그릇을 만들 때, 만들고자 하는 그릇의 모양에 따라서 자유자재로 만들 수 있는 특징을 가소성이라 합니다. 플라스틱처럼 뇌도 여러 자극에 따라서 그런 기능을 충분히 원활하게 수행하는 이런 성질을 가소성이라고 부릅니다.

미국 위스콘신 대학교의 고이 교수 등은 새끼원숭이에 관한 연구를 수행하였는데, 그들은 재미있는 연구결과를 도출했습니다. 새끼원숭이도 인간처럼 수컷은 암컷보다 훨씬 더 활발하게 놀고 위협적이며 공격적인 활동을 합니다. 암컷 새끼원숭이들은 자기보다 어린원숭이를 돌보는 등 일종의 소꿉장난 놀이를 하고 있었습니다. 원숭이들의 놀이를 관찰하고 있으면 남자 및 여자의 어린아이들이 하는 놀이와 매우 유사하여, 새끼원숭이의 놀이패턴에 따라서 수컷형과 암컷형으로 구분하여 나눌 수가 있습니다.

이런 두 가지 형이 무엇에 기인하는가를 알고자 몇 가지 실험을 더 하였습니다. 그 일환으로 남성 호르몬인 안드로겐을 임신중인 원숭이에게 주사하였습니다. 출산 후 암컷과 수컷의 새끼원숭이의 행동패턴을 관찰하였습니다. 태아원숭이에게 어미원숭이를 통해 안드로겐을 주입하면 암컷이라도 거의 수컷처럼 행동합니다. 그러나 태어난 후 신생 암컷원숭이에게 아무리 안드로겐을 주입하더라도 그냥 암컷처럼 행동합니다. 이것은 새끼원숭이의 행동이 태아기의 호르몬에 의한 영향이 상대적으로 중요함을 보여주는 예입니다.

자궁에 생명이 깃드는 태아는 탯줄을 통하여 공급받은 남성호르몬의 영향으로 말괄량이 여자아이의 출생을 시사해주는 재미있는 실험입니다. 즉 태아기일 때, 엄마 몸속에서 분비되는 호르몬의 종류에 따라서 태아의 뇌기능이 다르게 동작할 수 있다는 매우 중요한 증거가 됩니다. 이것은 마치 안양을 흐르는 안양천, 경기 광주를 흐르는 경안천의 각기 흐르는 물의 청정도에 따라서 그 주변에 살고 있는 동식물이나 어류, 내지 인간 삶의 모습이 달라지듯이 적절한 호르몬이 태아의 뇌를 감싸준다면 태아는 중요한 산전체험을 이미 하는 셈이 됩니다. 사랑을 주고받으며, (물론 사랑에도 여러 종류가 있겠지만) 사랑을 느끼는 태아의 뇌는 아름다운 호르몬에 풍덩 빠지게 되어서 창의성을 발현하는 뇌로 성장하고 발전합니다. 사랑을 받는 뇌와 외로움에 지쳐 괴로움을 느낀 뇌는 뇌의 가소성 면에서 큰 차이가 발생합니다.

한편 선천성 부신과다형성증이라는 병은 유전적으로 부신피질호르몬을 합성하는 효소가 없기 때문에 생기는 병입니다. 부신피질에서는 코티솔 등 부신피질호르몬과 함께 안드로겐도 생성됩니다. 이 병에 걸리면 부신피질호르몬은 분비되지 않고 안드로겐만 분비됩니다. 태아기에 이 병에 걸리면 여아는 안드로겐을 과다투여 받는 효과로 말괄량이가 되기도 합니다.

그 반면에 콜레스테롤의 측쇄를 절단하는 효소가 없어 생기는 병이 있습니다. 즉 콜레스테롤의 측쇄가 절단되어야 스테로이드호르몬의 합성이 시작됩니다. 이때 관여하는 효소가 없으면 부신피질호르몬이나 안드로겐도 분비되지 않습니다. 이 효소는 정소와 난소에서도 매우 중요한 역할을 하여, 만일 효소에 문제가 생기면 정소에서 남성호르몬이 합성되지 않고, 난소에서도 프로게스테론이나 에스트로겐이 분비되지 않지요. 만일 남자태아에게 이런 병이 발병이 되면, 남성호르몬의 결여 때문에 남성생식기가 변형된 채로 출산됩니다.

오늘날 날로 늘어만 가는 동성연애자의 출현도 결국 올바른 태교를 하지 못한 결과입니다. 독일의 훔볼트 대학의 터너 박사는 1932~1953년 사이에 태어난 동성연애자 남자에 대하여 조사하였습니다. 그 결과 특히 1944년에서 1945년 사이에 출생한 남자들에게 그런 현상이 두드러지게 나타났습니다. 이 시기는 바로 2차 세계대전이 끝나는 즈음이라서 독일이 매우 비참한 상태에 빠진 때였습니다. 이때에 임신한 여성들은 전쟁을 겪으면서 불안하게 살았거나 갑작스런 남편의 사망으로 많은 스트레스를 받았을 것으로 보는 거죠. 임산부가 받은 스트레스나 공황장애로 인하여 태아 정소로부터 안드로겐의 소량분비가 이루어진다면 태아 뇌의 성性분화가 충분하지 못하여 태어난 아이가 동성연애자가 될 가능성이 높았던 것입니다. 따라서 임산부가 겪는 심각한 스트레스는 자식에게는 평생 형벌일 수밖에 없습니다.

젊은 시절 혈기가 왕성할 때, 세상의 흐름에 잘못 어울려서 음란비디오, 음란서적, 성과 관련된 보조기구 등에 의해 깊은 마음의 상처를 입고, 그걸 마음 깊숙이 몰래 간직한 젊은이들이 있습니다. 그런 젊은이들은 이 상처를 정화하여야 그 몸으로 훌륭한 손님[태아]을 맞이할 수 있으며, 그 정화된 곳에서 10개월을 잘 길러서 세상에 내보내야 합니다.

이런 마음의 상처를 치유하거나 정화하는 일은 무엇보다도 중요하며, 이 일이야말로 개인적으로나 사회나 한결같이 중요한 일입니다. 이 시대에 해결해야 할 최우선 과제이지요. 이런 점을 해결할 사람으로는 각 종교의 성직자들이 최적입니다. 아니 성직자들이 팔 걷어붙이고 나서서 해결해야 할 사명입니다. 젊은이들을 위한 태교법회, 태교미사, 태교예배 등이 절대적으로 필요한 것입니다.

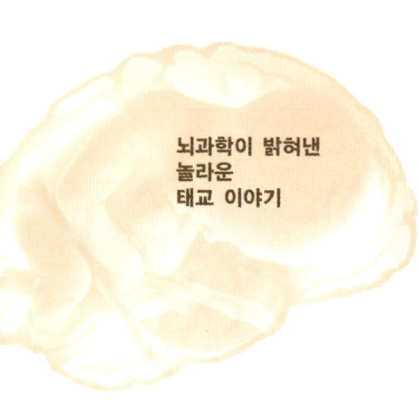

뇌과학이 밝혀낸
놀라운
태교 이야기

10. 종교인들도 변해야 한다

스님 박사님께서 미국에서 유학과 연구생활을 하고, 그 이후 지금까지 이곳 카이스트에서 연구 활동을 하면서도 줄곧 태교에 관한 생각을 많이 하셨군요. '뇌과학과 태교이야기'란 큰 주제에 관련된 정신과학적인 내용의 이야기를 본격적으로 하기 전에 빠뜨린 몇 가지 꼭 필요한 이야기들을 먼저 하시지요.

박사 네, 그러지요. 서양에서는 부모가 자식에게 하는 교육은 아기가 태어난 후부터라고 보고 있어요. 그런 생각이 지금까지 지배적이었습니다. 그런 관점은 아기를 물리적 실체로서 정의하려는 의학 관련 과학자들에게는 더욱 그렇습니다. 자궁 내 태아의 생명현상과 실제 부모들의 교육과는 거리가 있음을 말해 왔습니다.

그러므로 서양문화는 가장 초기교육이 아이들이 태어난 후, 비로소 시작할 수 있음을 인정하고 있습니다. 최근에는 아기가 태어나기 전, 태아 삶의 실체에 대한 사실들이 판명됨에 따라서 교육의 시점을 이동시키려는 움직임이 조금씩 일고 있습니다.

이런 운동은 태아가 자궁내의 환경과 부모 사이의 긴밀한 상호작용의 필요성을 강조하고 있으며, 부모는 태아를 만들어내는 즉각적인 창조자이기도 하고, 이러한 새로운 의미의 인간창조는 잉태시점 이전으로까지 밀고 올라가야 한다고 보고 있기 때문입니다. 사람들이 믿고 믿지 않고를 떠나 실제로 유아의 자질과 적성 및 능력은 태아가 자라는 환경에 지배를 받습니다.

최근의 연구조사에 따르면 심한 애연가인 아버지는 정자의 파괴나 유아에게 암을 유발시킬 확률을 증가시킨다고 합니다. 15%의 어린이 암이 실제로 부친의 담배에 의해 발생된다고 하니까요. 암 위험도는 하루에 피우는 담배 개수에 비례하며 부모의 흡연이 유아사망 증후군을 일으키는데 중요한 역할을 하며 몸집이 작고 저체중 아기의 출생을 유발하기도 합니다.

북극에 떠있는 거대한 빙산도 수면 아래로 70%의 얼음이 지지해주어야 존재하지 않습니까. TV도 그 속에 매우 복잡한 부품과 설계도에 맞추어 제작된 모듈이 있어야 그 기능을 합니다. 우리가 늘 사용하는 휴대폰도 설계도에 따라서 제작된 하드웨어 모듈뿐만 아니라 매일 24시간 쉬지 않고 기지국과 정보교환을 하며 통신하게 해주는 소프트웨어가 숨겨져 있어 이들의 작용으로 말미암아 그 기능을 발휘합니다.

맨눈으로 관찰하면 단순하게 보이는 식물의 잎도 전자현미경으로 살펴보면 책상조직 및 해면조직, 공변세포 등 매우 복잡한 구조가 숨어 있음을 알 수 있습니다. 여름철 벼가 자라는 논 속에도 눈으로는 볼 수 없는 작은 생물이 무수히 많이 모이면서 군집을 형성하여 생태계를 이룹니다. 비옥한 흙 속에는 여러 종류의 유기물질과 식물에 유용한 미생물들이 자라고 있습니다. 이런 흙에서 튼튼한 벼가 자라 양질의 쌀을 얻을 수가 있습니다. 아무리 훌륭한 유전자가 들어있는 씨도 메마른 땅에 떨어지면 발아하지 못할 뿐 아니라 겨우 발아했다고 해도 잘 자라지 못합니다.

농작물에게도 아름다운 음악을 들려주면 수확량도 증가하고 맛있는 열매가 맺어지기도 합니다. 소나 돼지에게도 자랄 때에 클래식 음악을 들려주면 양질의 육질이 얻어지기도 합니다. 현상에는 눈에 보이는 세계와 눈으로는 볼 수 없는 세계가 있고, 귀로 들을 수 있는 세계도 있고 귀로 들을 수 없는 세계도 있습니다. 귀로 들을 수 없는 세계 안에도 훈련하면 들을 수 있는 세계가 있고, 아무리 훈련해도 들을 수 없는 세계가 있습니다. 자, 보십시오. 눈에 보이지 않는 것이 지탱해 주어야만 눈에 보이는 것이 존재할 수 있고, 귀로 들을 수 없는 것이 구조를 이루어야 귀로 들을 수 있는 훌륭한 음악작품이 나올 수 있는 것을 말입니다. 눈으로는 볼 수 없는 영역이나 귀로 들을 수 없는 세계를 위하여 미술이나 음악 등 예술가는 끊임없이 표현에 대한 연습 및 수련을 하고 있습니다. 저 빙산이나 TV처럼, 무생물도 그 존재 이유와 설계도면이 있는데, 하물며 마음을 지닌 우리의 아기에게는 많은 것이 숨겨져 있습니다. 그러므로 그런 아이의 육신을 창조하는 순간, 부모는 많은 노력을 해야 하지 않을까요. 우리는 이 점을 깊이 깨달아야 합니다.

제1세대 컴퓨터에 들어가는 소프트웨어보다 최근의 컴퓨터에 들어가는 소프트웨어의 복잡도가 더욱 증가하고, 점점 기능이 복잡한 소프트웨어가 필요합니다. 즉 21세기형 사람의 머리에는 그 시대에 적합한 소프트웨어가 생성되고 기능하게끔 예비엄마들의 노력이 경주되어야 한다는 겁니다. 엄마의 자궁도 씨가 자라기 위한 비옥한 옥토처럼 쾌적하고 우수한 환경이어야 합니다. 그런 환경과 과정에서 훌륭한 인재가 태어날 수 있다는 거죠. 어머니의 자궁은 태아가 자라면서 공부하는 최초의 교실이기 때문이지요. 만약 이 교실이 물리적, 심리적, 정서적으로 오염되어 있다면 당사자의 소중한 자식인 태아에게는 얼마나 위험한 곳이 되겠습니까. 그 안에서 피할 수도 없이 꼼짝없이 많은 스트레스를 고스란히 받겠지요. 놀라운 일이고 매우 심각한 일입니다.

　우리 스님들, 모든 종교전문가도 과거의 관습에만 의존하지 말고 현대과학을 의무적으로 받아들여야 한다고 봅니다. 전문종교인들이 소양을 갖추어 자신들의 신자들과 대화하고, 신도들의 여러 가지 고민과 문제점을 적극 해결해 주어야 합니다. 그렇게 이해하고 해결해 주려면 거기에 따르는 능력이 있어야 하는데, 그건 현대과학이 가르쳐주는 지식을 공감하고 적극적으로 받아들이면 되지 않을까요.

　이런 과학적인 사실에 입각하여 신도들에게 조금 더 구체적으로 생명뿌리를 지목하여 예불이나 예배를 하도록 가르쳐야 합니다. 신자들의 정신세계에 큰 영향을 끼치는 성직자들의 멘토링이 매우 필요하다고 봅니다. 성직자들도 변해야 한다면 바로 이 점에서 변해야 하지 않을까요. 일반인들보다 성직자들은 공부를 더 많이 하셔야죠.

　일각의 성직자들이 두 팔 걷어붙이고 벌이는 사회운동보다 더 시급한 일이 사실은 이런 정신운동이라고 봅니다. 사회운동은 구조적인 일이고 정신운동은 근원적인 일이지요. 그렇다면 성직자들이 과연 뭘 해야 할까요. 물론 둘이 아니라고 강변할 수도 있겠지만 분명한 것은 세간과 출세간의 역할은 분담해야지요.

뇌과학이 밝혀낸 놀라운 태교 이야기

11. 사랑받는 태아의 뇌

스님 이제부터 박사님과 함께 '태아 생명 속에 숨겨져 있는 비밀의 세계'로 여행을 떠나고 싶군요. 태아 생명에 대한 여러 과학적인 연구와 발견에 대해 말씀해 주세요.

먼저 사랑받는 태아의 뇌는 어떤 영향을 받을까요. 박사님께서는 '사랑이 태교의 근본'이라고 앞에서 줄곧 말씀하셨는데, 그 의미에 대하여 자세하게 구체적으로 이야기 해주세요. 전문종교인들의 사회교육에 대한 관심도 사랑이 기반이 되어야 한다고 매번 말씀하시는데, 그 이유가 바로 박사님의 태교에 대한 깊은 관심 때문에 비롯된 것인가요?

박사 사랑을 받은 뇌는 대단한 위력이 있습니다. 버려진 환경에서 자라거나 경멸과 멸시를 받은 뇌보다는 훨씬 더 풍요롭고 일에 대한 대처능력이나 순발력이 뛰어나고 문제해결력과 창의력이 풍부합니다. 사랑을 받으면 대뇌피질이 발달하고 뉴런과 뉴런의 결합인 시냅스의 형성이 왕성하여 뇌기능이 한층 촉진되기 때문입니다. 알고 보면 사랑과 관심은 태아의 뇌에 필수적인 보약이지요. 사랑의 깊이와 질에 따라서 부모와 태아 사이에는 유대감이 형성되고, 그것이 아이의 시냅스 연결망에 각인되어 자리를 잡고 영원히 안착하지요. 다음의 실험결과를 한 번 보지요.

미국 캘리포니아 버클리 대학의 다이아몬드Diamond 박사는 태어난 지 28일밖에 되지 않은 새끼 쥐들을 가지고 몇 가지 동물실험을 하였다. 먼저 풍요로운 집단, 통제집단, 비교집단의 셋으로 나누었다. 세 집단에 각각 12마리씩의 새끼 쥐를 30~80일 동안 사육했다.

먼저 가로, 세로, 높이(70×70×46cm)가 넓은 우리 안에 5~6개의 장난감, 즉 사다리, 수레바퀴, 미로 등이 들어 있었고, 또 장난감을 날마다 새로운 것으로 교환해 주었다. 쥐들의 호기심을 자극하기 위해서였다. 이는 풍요로운 집단에서 사육하는 12마리의 쥐들이었다.

다음으로 통제집단의 쥐 우리에는 엄마 쥐 세 마리를 같이 살게 했다. 풍요로운 환경보다는 훨씬 좁은 공간(20×20×32cm)의 우리였다.

그 안에는 장난감도 없었다. 물론 12마리의 쥐들을 함께 살게 했다.

마지막으로 비교집단이다. 이 환경에서도 엄마 쥐를 같이 살게 했다. 통제된 환경의 우리보다 더욱 더 좁은 우리 안에 친구도 없이 새끼 쥐 한 마리씩 각각 따로 12마리를 사육하였다.

각 집단마다 쥐들에게는 충분한 양의 물과 먹이 그리고 태양빛을 공급하면서 30~80일 동안 사육하였다. 30일에서 80일 동안 사육한 후 각 우리에서 꺼낸 쥐를 마취하여 뇌를 추출하였다. 전자현미경을 통해 사진을 찍고 대뇌피질의 전두엽, 측두엽, 후두엽 등의 두께를 측정하였다. 30일 경과한 쥐의 경우, 풍요로운 집단에서 자란 쥐의 대뇌피질 두께는 마지막 비교집단 쥐들의 두께보다 16%나 더 두꺼웠다. 그리고 두 번째 통제집단에서 생활한 쥐들의 대뇌피질 두께는 마지막 비교집단 쥐들의 두께보다 7~11% 더 두꺼웠다.

이런 차이는 뇌세포 안에 있는 수상돌기의 성장에 기인한다. 대뇌피질의 두께는 이밖에도 신경세포의 크기, 수상돌기의 수와 길이, 시냅스의 두께 등과 관련이 있다.

위의 쥐 실험에서처럼 사랑을 받은 뇌는 창조성과 문제해결력을 지닌 유연한 뇌로 발전되어 갈 수 있습니다. 또 사랑을 받고 태어난 아기의 옹알이나 침팬지의 옹알이를 분석해보면 스펙트럼이 매우 다양하며 복잡도가 큰 것으로 판명되었지요. 아기들이 구체적으로 대화형태를 배우지는 못했지만 발달된 뇌기능의 표현으로 주변세계와 상호작용을 하려는 의지의 표현이 바로 옹알이입니다. 그런데 사랑받은 태아 때의 뇌는 신생아일 때도 그 뇌는 많은 내용을 간직한 채로 대화하려고 복잡한 옹알이를 합니다. 옹알이는 아기의 뇌 안에 있는 뉴럴네트워크가 반복적으로 기능하면서 이루어지는 자기표현이지요. 사랑을 받을수록 아기는 적극적으로 자기표현을 하려는 의지가 생기고 긍정적인 사고를 할 준비를 합니다.

이것이 옹알이이므로 옹알이를 많이 하는 것은 그만큼 뇌의 기능이 왕성한 것입니다. 반면에 학대받거나 버림받은 아기는 뇌기능이 위축되어 옹알이가 적으며, 하더라도 부정적인 사고로 할 수 있고, 주변과 끊임없는 저항을 하게 됩니다. 같이 한 번 보시죠. 법정스님의 『오두막편지』에 다음과 같은 글이 나옵니다.

> 우리 같은 출가수행자는 세상의 눈으로 보면 모두가 불효자다. (중략) 나는 할머니의 지극한 사랑을 받고 자랐다. …… 그렇기 때문에 내 입산출가의 소식을 전해 듣고 어머니보다 할머니가 더욱 가슴아파했을 것이다. (중략) 내가 어린 시절을 그토록 구김살 없이 자랄 수 있었던 것은 할머니의 지극한 사랑 덕이다. 내게 문학적 소양이 있다면 할머니의 팔베개 위에서 소금장수를 비롯한 옛날이야기를 많이 들으면서 자란 덕일 것이다. ……할머니의 성은 김해 김씨이고

이름은 금옥, 고향은 부산 초량, 그래서 그런지 부산에 처음 가서 초량을 지나면 그곳이 아주 정답게 느껴진다.

이 짧은 글은 지극한 사랑이 자녀의 뇌에 기막힌 뇌기능의 변화를 유발시키는 증거를 제시해 줍니다. 또한 여성들에게 사랑을 특별한 선물로 듬뿍 주신 조물주의 깊은 생각도 있겠지요. 아마 조물주도 여자를 더 사랑했나 봅니다. 하하! 사랑은 분명히 상대방의 뇌에 큰 변화를 일으키며, 또한 자기의 뇌에도 큰 변화가 일어나겠지요.

몹시 가난하고 어려운 환경에 빠져 있었던 우리나라가 1960, 1970년대에는 이웃과 이웃이 아래와 위가 친구와 친구가 서로 왕성하게 사랑했습니다. 그것이 도화선이 되어 경제성장에 불이 붙었고, 원동력이 되었지요. 사랑은 개인이나 나라나 남자나 여자에게나 무차별적으로 필요합니다. 사랑이야말로 인간에게 진정한 생명양식이지요. 또한 부모나 가족의 절대적인 사랑만이 아기의 재능을 키우는 큰 계기가 되고 선물이 되지요.

뇌를 이루는 뉴럴네트워크neural network 또는 신경망은 우리가 쉽게 맞닥뜨릴 수 있는 전국에 깔려있는 고속국도 망과 같습니다. 1970년대의 우리나라 고속국도 망은 겨우 경부고속국도만이 존재하여 서울, 수원, 천안, 대전, 대구, 부산지역으로만 1일 생활권이었습니다. 서울에서 보낸 우편물이나 전보가 대구보다 더 가까이 있는 안동에 가려면 며칠이나 걸렸습니다. 그러나 오늘날은 그물망처럼 고속국도가 건설되어 서울에서 발생된 정보가, 서울에서 부친 우편물이 순식간에 안동, 남원, 산청 등으로 이동될 수 있습니다.

이처럼 엄마의 사랑과 관심은 아기의 뉴럴네트워크, 즉 아기의 신경망이 전국에 고속국도 망처럼 펼쳐져 있는 것과 같습니다. 사랑과 관심으로만 건설되는 인체 내의 고속국도입니다. 인간의 신경망은 이 시대 우리의 고속국도 연결망처럼 사랑과 관심에 비례하여 형성되고, 사랑과 관심이 왕성하면 아기의 신경망은 매우 복잡한 망으로 뚫어져 단단하게 형성됩니다. 따라서 아기가 앞으로 어떤 창조적인 활동을 할지가 부모와 가족의 사랑과 관심에 의해 좌우됩니다.

아기가 뱃속에 있을 때, 엄마와 태아가 풍요로움을 느끼는 대화를 갖거나, 엄마와 태아가 행복한 순간을 가지게 되면, 태아의 뇌 안에 신경뉴런연결망 결합이 무척 강화될 수 있습니다. 엄마의 사랑이 태아의 몸 전체에 축복으로 나타나는 것이지요. 게다가 엄마와 태아의 소원이 융합되면 태어나서 장차 큰 인물이 될 겁니다. 21세기가 요구하는 문제해결력과 창의력을 가지고 태어나는 거죠. 매우 놀랍지 않습니까. 지금까지 나타난 위대한 작가의 상상력이나 시인의 시상과 예술가의 창조력은 모두 엄마가 뱃속의 태아에게 준 사랑의 선물인 것입니다.

우리나라는 8·15나 6·25라는 사회적 격변을 겪었으면서도 위대한 작가를 배출하지 못한 나라입니다. 나라나 사회의 격변은 남에게 없는 소재가 되는 건데도, 그런 소재를 가공할 상상력이 없어서 노벨문학상이나 세계적인 작가가 아직 없다는 것이지요. 이 원인은 바로 우리가 그동안 너무 가난하여 우리의 부모들이 딸들을 제대로 교육하지 못했거나 또는 딸들의 교육기회를 의도적으로 박탈했기 때문으로 봅니다. 한국의 딸들이 살아가면서 수준이 높고 깊은 생각을 하고 삶을 개선하는 능력을 보유하지 못하여 태아에게 무관심하였기 때문으로 봅니다. 지금은 과거에 비해 물질적으로 풍요로워졌지만, 지금 우리의 공교육은 서양교육을 흉내 내어서 학문중심의 교과위주로만 구성되었고, 인간성은 거의 배제된 채로 가고 있습니다. 따라서 인간성이 매우 결여된 준비되지 않은 예비 엄마 아빠만을 양산하고 있지요. 가정이나 학교, 사회나 나라의 어느 구석에서도 인간성 제고 및 훌륭한 엄마 아빠 되는 공부를 가르치지 않고 있습니다.

나라가 풍요로움으로 나아갈 수 있는 비결은, 후손의 뇌에 로고스 및 아가페의 사랑이나 자비를 듬뿍듬뿍 심어주고 안겨주어야 합니다. 집에 애완견인 찰리에게 먹이를 줄 때마다 찰리는 보답으로 애교를 부리고, 화분에 물을 주면 그 보답의 표시로 화초는 꽃을 피웁니다. 하물며 자신의 속성을 그대로 담은 유전자를 가진 자식은 수십 배의 보답으로 우리에게 다가올 것입니다. 우리의 삶이 고달프고 어려울수록 우리의 희망은 오로지 자식이어야 합니다. 그 까닭은 나의 사랑을 듬뿍 받은 뇌를 가진 자식은 다시 나에게 사랑을 되돌려줄 것이기 때문입니다. 그것만이 우리에게 삶의 바른 희망이고 인생의 정도입니다.

아무리 유능한 정부나 만족한 국가의 복지정책이 있더라도 그것만으로는 안 되는 점이 있습니다. 인간에게는 사랑이 있어야 합니다. 사랑은 힘이고 힘의 근원입니다. 인간의 뇌 안에서 동작하는 소프트웨어의 얼개, 사랑의 얼개가 인간의 모든 문제를 해결해줄 수 있는 힘이기 때문이지요. 삶이 피곤한 부모일수록 엄마일수록 자식에게 무조건의 사랑을 베풀고 밥상머리에서 다정한 대화를 나눠야 합니다. 자식의 허물이나 부족, 부정적인 생각을 몽땅 버리고 말입니다. 언필칭 늙으면 혼자 산다는 둥 부부만 산다는 둥, 그런 쓸데없는 이야긴 당장 걷어 치워야 합니다. 끝까지 인간에게 희망을 걸어야 하고 자기 자식에게서 기대를 해야 하고 거기서 길을 찾아야 합니다. 애완동물은 좋아하면서 사람은 멀리 하는 잘못된 풍조는 어서 빨리 사라져야 합니다.

일시적으로 마음 편하고 몸 편할 것만 생각하여, 사랑으로 짜여진 인간관계를 훼손하는 말이나 행동을 함부로 해서는 안 됩니다. 요즘 여유있는 부모들은 자식이 고교생이 되면 기숙사로 보내고 심지어는 집에 오는 것을 꺼리기도 한답니다. 자식과의 무서운 대화단절 현상이지요.

곧 벌을 받을 일이지요. 그러니 밥상머리 대화는커녕 얼굴도 대면하지 않으니까 무슨 사랑이 심어지고 부모의 뜻이 자식의 가슴에 전달되고 간직되겠습니까. 분명 어른의 잘못입니다. 비뚤어진 사고가 낳은 기형적인 행동입니다.

    이 어찌 통탄할 일이 아닌가요. 이 어찌 무지한 일이 아닌가요? 사람은 20대 초반이 될 때까지 그의 뇌는 제한 없이 무궁하게 발달합니다. 그러므로 사춘기의 뇌에도 끊임없는 엄마 아빠 할아버지 할머니의 사랑과 관심이 절대적으로 필요합니다. 아니 자식의 사춘기 때에는 더욱 관심과 사랑이 필요합니다. 비록 가정형편이 어렵더라도 사랑과 관심은 그 가난이 어쩌지 못하고 가로막지 못하는 것 아닙니까. 사랑과 이해, 관심만이 그 가정의 발전과 가족들의 성숙을 이끄는 원동력이 될 것입니다.

    주의할 점이 있습니다. 일시적인 사랑이나 겉치레의 사랑, 가면을 쓴 사랑은 당사자가 금방 알게 됩니다. 반드시 진실하고 진심어린 사랑이어야만 합니다. 당연히 거기에는 헌신과 희생이 있어야 하고 자식은 그런 희생적이고 헌신적인 사랑을 필요로 하고, 또한 느껴서 알아야 합니다. 우리가 1960년대 못 먹고 못 살았던 궁핍한 환경에서도 아들 도시락에 살짝 넣어준 계란 한 개가 힘이 되어, 이제 먹을거리를 해결한 오늘의 우리가 있게 된 것입니다. 이런 것이 그 시대 사랑의 표현이었으며, 이제는 그걸 바탕으로 경험으로 삼아 사랑의 정신혁명을 일으켜야 합니다. 그 정신혁명 속에서 새로운 먹을거리를 마련해야 하지요.

이 시대 우리 부모들은 자식에게 도시락 싸주는 일을 학교에 맡겨버리고 그저 죽자 살자 과외만 시키고 있습니다. 그렇게만 하면 다 될 줄 알고, 그것만이 부모의 도리라고 착각하고 너도나도 모두 경쟁적으로 그렇게 나가고 있습니다. 그래서 정신적으로 몹시 나약해진 아이들이 대학과 사회에 진출하여 문제를 만나면 그것을 극복하지 못한 채, 범죄나 자살로 자신의 고귀한 생을 함부로 하거나 비참하게 마감하기도 합니다.

뇌과학이 밝혀낸
놀라운
태교 이야기

12. 뇌의 형이상학과 형이하학

스님 박사님께서는 지금까지 인간의 출생에 관련된 정신적인 면, 형이상학의 사랑과 이해, 관심을 주로 말씀하셨습니다. 인간은 부모의 정자와 난자가 결합하여 수정란을 이루고, 수정란은 엄마의 뱃속에서 성장하는데 그 과정이 복잡하고 신비롭다는 생각을 합니다. 그런 신비함 속에는 자연의 메커니즘이 숨겨져 있는 것 같습니다. 인간생명이 잉태되는 순간부터 태아의 뇌가 겪는 생물학적 변화에 관하여 보다 더 구체적으로 말씀해 주시지요. '인간의 형이하학적인 면을 설명으로 보여 달라는 겁니다.

박사 인간은 약 60조 개의 엄청난 세포로 이루어져 있습니다. 남자의 정자와 여자의 난자가 수정되면 단 한 개의 수정란이 완성되며, 이것으로부터 인간은 시작됩니다. 과학적으로는 그렇습니다. 이렇게 보면 인간의 시작은 참으로 미미하기까지 합니다.

수정란은 곧 분할하기 시작하고, 그것으로부터 외배엽, 중배엽, 내배엽이 발생됩니다. 그 중 외배엽으로부터 인간의 뇌가 만들어지죠. 잉태가 된 지 대략 17일이 경과하면 가늘고 긴 신경판이 발생합니다. 이 신경판이 원통형으로 발달하면 신경관이 됩니다. 임신 4주째가 지나면 신경관의 머리 부분이 전뇌, 중뇌, 후뇌로 발전됩니다. 전뇌는 간뇌, 대뇌피질, 후뇌는 소뇌, 교, 척수를 만듭니다. 한편 간뇌는 시상과 시상하부를 형성합니다.

태아의 뇌는 신경세포인 뉴런으로 구성되는데, 이런 뉴런끼리의 신경그물망인 뉴럴네트워크neural network가 뇌입니다. 뉴런은 핵과 수상돌기, 축색돌기로 이루어져 있습니다. 세 가지 요소를 통해 신호전달을 합니다. 축색돌기 주변에 수초화된 시냅스 등의 기능을 통해서 정보교환을 하지요. 하등동물의 뉴런에는 수초가 없지만, 인간과 같이 고등동물의 뉴런은 축색돌기 주변에 수초가 있어 뉴런과 뉴런 사이의 정보전달 속도를 빠르게 합니다. 환경에 적응하여 효과적인 삶을 영위하게 해 줍니다. 놀랍게도 태아 때, 뉴런의 개수는 성인시절 뉴런의 개수보다 훨씬 더 많으며, 이 수많은 뉴런이 시간이 경과하면서 자연사를 합니다. 자연사를 한 공간에 다른 뉴런들이 성장해 갑니다.

    뇌의 발달은 신경계의 수초화 발달과정과 밀접하게 관련되어 있습니다. 이 과정을 겪으면서 감각기관을 통해서 외부로부터 감지된 수많은 정보를 처리하며, 소위 교육이라는 활동이 태아의 뇌 안에서 일어납니다. 이것은 컴퓨터공학자들이 컴퓨터 하드웨어를 제작한 후 다양한 소프트웨어를 업그레이드하여 컴퓨터의 기능을 발전시키는 과정과 똑같습니다. 감각계 및 운동계는 거의 한 살 전후에 그곳의 수초화는 완성되지만, 대뇌피질에서의 수초화는 태어나서도 10살 이후에야 비로소 완성됩니다.

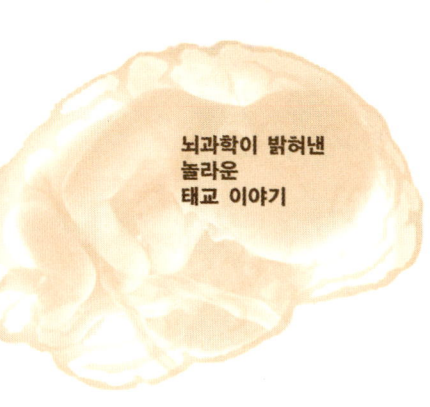

뇌과학이 밝혀낸
놀라운
태교 이야기

13. 태아의 뇌 발달과정

스님 태아의 뇌는 실제로 엄마 뱃속에서 어떤 과정을 겪으면서 성장하는 것일까요. 최근에 박사님께서는 '태아의 뇌 발달'을 연구하는 미국의 저명한 박사들 발표모임에 참석하셨다고 하던데요. 그 모임에서 나눈 이야기 내용이나 최신 정보를 요약해주시면 고맙겠습니다.

박사 대뇌피질의 성장에 관한 모형을 연구하는 유명한 교수인 예일대학교의 라킥Rakic 박사가 있습니다. 그는 러시아의 학자들이 주장하는 원숭이 등 영장류에서의 대뇌피질이 자궁 속에서 성장하는 모습을 가지고 다음과 같이 피력하고 있습니다.

> 태아가 엄마의 몸속에 잉태된 지 약 40일이 지나면 여러 개의 신경세포가 만들어지면서 그것들이 이동하여 다발이 집합하기 시작하며, 이것들이 중력의 영향을 받는지는 모르겠지만 수직적인 칼럼구조를 가지기 시작한다. 약 150일이 될 때까지 태아는 자궁 속에서 거꾸로 선 채로 있다. 이때 태아의 뇌 안에서는 신경세포 다발이 느슨하게 구성되었던 수직구조로부터 **빽빽**하게 세포들이 가득 찬 신경다발이 형성된다. 그 후 어느 순간에 발달된 뇌의 앞, 뒤, 옆 부분에 각각 따로 따로 형성된 수직적인 구조 사이를 서로서로 연결해주는 수평연결 구조의 뉴런 연결망이 느슨하게 나타난다. 그 후에 **빽빽**한 수평연결망이 계속해서 발달하며 뇌의 전, 후, 좌, 우의 연결구조가 이미 발달된 수직칼럼 구조위에 자리를 잡게 된다.

이렇게 발달되는 뇌세포의 하드웨어는 이미 오래전부터 인간으로서의 삶을 영위하라는 조물주의 계시입니다. 그런데 이런 가까운 과거, 먼 과거로부터의 지혜가 담겨진 하드웨어는 누구에게나 거의 비슷하게 만들어집니다. 여기에 담기는 소프트웨어에 따라서 하드웨어를 이루는 신경세포의 연결망이 강화되기도 하며, 또 뇌의 여러 지역 간의 의사소통이 발휘됩니다. 그런 지역 간 협력으로 새로운 창의력이 나타나고, 새로운 능력이 발현됩니다. 이런 소프트웨어는 엄마에 의한 태교가 바로 신경세포의 연결망에 제공하는 관심만이 발전시킵니다. 연결망이 형성되는 고유한 시기마다 적절한 자극이 필요하며, 무엇이 가장 적절한 자극인가는 계속적으로 연구해야 할 주제이기도 하지만 훌륭한 엄마는 스스로 이 모든 것을 알고 있습니다. 누가 가르쳐주지 않아도 말입니다.

뇌과학이 밝혀낸
놀라운
태교 이야기

14. 태아는 다 안다

스님 태어나서 어른이 되면 정상인의 경우, 오감을 통해서 외부환경과 상호작용을 하며 인간생활을 영위하고 있습니다. 그런데 박사님께서도 말씀하신 것처럼 태아도 감각계를 통해서 자신의 뇌를 연마한다고 했는데, 태아가 느낄 수 있는 감각은 과연 무엇일까요? 또 이것을 통해서 태아는 자기를 둘러싼 세상과 어떻게 교류를 하고 있을까요. 태아들이 보고 느끼는 세계와 성인들이 보고 듣고 느끼는 세상과는 어떻게 다른지요.

박사 참 좋은 질문입니다. 오감 아니 육감 중에 태아가 가질 수 있는 감각기능은 아마도 청각, 후각, 맛을 감지하는 미각기능 정도일 것입니다. 그리고 태아는 천재이므로 무엇보다 육감이 매우 발달되어 있습니다.

보통 잉태되어 70~80일이 지나면 제일 먼저 속귀가 발달합니다. 그 속에는 전정기관과 달팽이관이 들어 있습니다. 전정기관의 역할은 자세 제어를 합니다. 즉 엄마의 양수 속에서 자기의 몸이 어떻게 자리 잡고 있는지를 스스로 알아서 자기의 위치를 제어하려는 것입니다. 이것은 지구의 만유인력이 작용하는 중력이라는 운명을 맞이하여, 버티고 살아 가려는 동물로서의 본능을 제일 처음 배우려는 것입니다.

만약 우리 인간이나 코끼리가 100층이나 되는 초고층 빌딩 꼭대기에서 지상으로 떨어진다면 어떨까를 상상해보세요. 쥐 한 마리가 5층 정도 되는 건물에서 지상으로 떨어진다면 약간 다리를 절면서 금방 도망갈지도 모릅니다. 한편 모기나 파리 한 마리를 그 높이에서 떨어뜨린다면 다친 곳이 없이 그대로 어디론가 날아갑니다.

그러나 사람이나 쥐를 수영장에 빠뜨릴 경우 시간이 조금 흐르면 수영장 밖으로 쉽게 나옵니다. 반면에 모기는 수영장에 빠질 경우 자기 힘으로 빠져 나오기가 어려워서 결국은 죽게 됩니다. 따라서 우리 인간은 태어나면서부터 중력이라는 굴레 속에서 살 수밖에 없는 숙명을 가진 운명체입니다.

따라서 태아는 이런 운명을 빨리 알고 익히고자 공부하는 것이지요. 그러므로 제일 먼저 전정기관이 만들어져 학습하는 것입니다. 태아 자신의 몸놀림, 몸가짐, 몸자세를 엄마 뱃속에서부터 공부하고 연습하는 것입니다. 엄마가 태아에게 이 공부를 제대로 잘 시키면 천년동굴 속에서 참선을 하며 무아지경에 빠지는 재주를 가지게 되겠지요.

이런 전정기관과 함께 발달하는 속귀에 산재하는 달팽이관은 외부에서 들어오는 소리신호를 처리하는 역할을 합니다. 이렇게 처리된 신호는 뇌의 청각피질에 전달되어 바깥소리를 인지합니다. 태아는 3개월부터 엄마 몸 밖에서 발생하는 모든 소리를 듣고 있습니다. 그때부터 태아는 사랑과 교육적인 정보들이 섞인 소리를 들으려 노력합니다. 말과 소리의 유도에 의한 태아의 뇌 훈련은 마치 소프트웨어를 업그레이드하는 컴퓨터의 기능향상처럼 뇌기능 향상을 꾀합니다. 이런 자극은 뉴런과 뉴런 사이의 결합인 시냅스 간 연결을 일으켜 아이에게는 축복을 선사합니다. 우리는 예부터 천재를 총명聰明한 아이라 부르기도 하지요. 총聰은 '귀 밝을 총'이라고 합니다. 귀가 밝으면 남보다 더 빠르게 정보를 수집하게 되기 때문이겠지요.

혹시 1970년대 말 강남이 한창 개발될 때, 귀가 밝으면 비밀스러운 정보를 남보다 빨리 접수할 수가 있어서 부자가 되었겠지요. 남보다 며칠 또는 몇 달 빨리 정보를 얻으면 여러 가능성을 가지고 활동을 할 수 있으니까요. 사람이 시간적인 여유를 가지면 소위 세상에서 성공할 수 있는 기회가 되는 거죠. 옛날 사람들은 똑똑해지려면 귀가 밝아야 한다고 생각했던 겁니다. 매우 과학적인 거죠. 귀의 존재가 너무나 중요해서 한문의 총聰을 파자해보면 알다시피 귀 이耳 변을 썼고, 그런 이치가 바로 태아에게 있습니다.

현재 우리의 교육은 거의 미국이나 영국 등 서양 위주의 교육이 주류를 이루고 있습니다. 그렇지만 이젠 우리 동양의 지혜도 활용하고 이용할 줄 알아야 한다고 봅니다. 우리의 좋은 것을 방치하면 결국 손해를 보는 거죠. 조상께도 매우 미안하고요. 자, 그런 뜻에서 귀 이야기를 좀 더 해 보겠습니다.

한편 노인이 되면 발생하는 치매 현상도 먼저 귀의 기능이 약화 또는 노화되면서 발생합니다. 따라서 노인이 되면 귀를 쓰지 않고도 바깥의 소리를 들을 수 있는 수단을 개발할 필요가 있습니다. 그것을 감각의 훈련이라고나 할까요. 어쩌면 감각이나 영감의 발달을 위해 도를 닦는다고 해도 될까요. 아무튼 감각은 태아의 뇌를 훈련하거나 단련시키는 중요한 도구임에 틀림없습니다. 이런 과학적 사실을 젊은 여인네들에게 잘 가르쳐줄 필요가 있지요.

이런 청각 외에도 태아는 엄마의 양수에서 촉각, 냄새, 맛을 느끼곤 합니다. 만약 엄마의 양수에 담배의 니코틴이나 알콜 같은 해로운 물질을 보내면 어떻게 되겠습니까. 태아에게는 열정과 사랑을 듬뿍 담은 메시지를 보내야 하는데, 니코틴이나 알콜 같은 독약을 보내면 태아는 어떻게 생각하고, 태아의 환경은 어떻게 될까요. 문제는 태아 스스로는 양수환경을 개선할 능력이 없다는 것입니다.

    이런 감각 외에도 태아는 오감 육감이 발달되어 엄마의 일거수일투족은 물론이고 심지어는 엄마의 속마음마저 읽어낼 수도 있습니다. 육감은 말과 글이 없는 대화, 즉 엄마의 좋은 생각을 통해서 태아와 이루어지는 교감채널입니다. 성인聖人과 같은 높은 수준의 인간존재를 엄마와 교감을 통해서 알게 하면 매우 좋습니다. 이를 통해서 태아는 뛰어난 뇌를 가질 수 있을 것입니다.

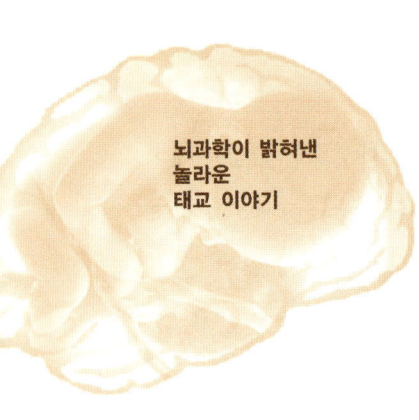

뇌과학이 밝혀낸
놀라운
태교 이야기

15. 280일 동안의 태교

스님 모든 동물들은 어미의 몸속이나 알에서 잠재기를 거쳐서 태어납니다. 원숭이도 상당한 기간을 어미원숭이의 몸속에서 양육되어서 태어납니다. 인간은 다른 동물의 경우보다 더 긴 기간을 엄마의 몸속에서 보내다가 태어납니다. 그런데 태아는 약 280일 정도를 엄마의 몸속에서 보낸 뒤에서야 세상에 태어나는 것은 무슨 이유일까요. 이 기간 동안에 태아는 무엇을 하는 것일까요.

박사 지구의 나이 대략 46억 년 중에서 생명체가 등장한 때가 40억~36

억 년으로 추정합니다. 지구에서 생명이 태어나 진화하기 시작한 기나긴 역사를, 태아는 엄마의 뱃속에서 단 10개월 만에 학습한 뒤 세상에 태어납니다. 뱃속에서 태아의 뇌는 잉태된 직후에는 바로 아메바 같은 원생동물의 상태입니다. 차츰 시간이 경과하면서 어류, 양서류의 뇌 수준으로 점차 발전됩니다. 임신 2개월 무렵쯤에는 인간 뇌의 원형이 만들어집니다. 도마뱀 같은 파충류의 뇌 정도로 진화하면 사고 작용, 고기능의 정신작용을 할 수 있는 전두엽이 발생하기 시작하여 개나 토끼 같은 포유류 또는 원숭이의 뇌 형태로 차츰차츰 진화하면서 태아의 대뇌는 커집니다. 그러면서 전체 뇌의 1/2이상을 차지하게 되면서, 태아의 뇌에는 점점 주름이 생기고, 지능과 감정을 담당하는 전두엽이 계속 발달하면서 인간의 뇌로 완성되어 갑니다. 결국 태아는 엄마 뱃속에서 여러 가지 변화와 과정을 겪고 거치게 됩니다.

인간의 뇌는 구피질舊皮質, 신피질新皮質로 구성되어 있는데, 아기의 뇌는 이 순서로 완성됩니다. 잉태되면서 구피질이 완성되고, 그 후에는 신피질이 완성됩니다. 가장 안쪽에 있는 구피질은 파충류의 뇌와 인간을 제외한 포유류의 뇌가 하는 역할을 하고, 신피질은 다른 동물과 달리 가장 인간적인 역할을 하는 부위이지요.

구피질은 〈286·386〉 정도의 성능이 낮은 컴퓨터에 해당되며, 여기엔 선천적인 정보가 들어 있고, 신피질은 〈486〉 이상의 고성능 컴퓨터에 대응된다고 볼 수 있습니다. 구피질에서처럼 신피질에는 선천적인 정보가 들어 있지 않아요. 마치 컴퓨터는 하드웨어뿐만 아니라 소프트웨어의 업그레이드로도 기능의 향상을 꾀하곤 하지요.

  바로 이 점이 태교의 필요성 및 중요성을 의미하는 것이지요. 태아에 대한 사랑과 관심을 가진 엄마 아빠, 가족 모두의 태교는 태아의 뇌를 초기화하는데 필수적인 기본이며, 그 과정을 통해서 신피질의 학습이 시작될 수 있을 것입니다.

뇌과학이 밝혀낸
놀라운
태교 이야기

16. 뉴런

스님 박사님, 어머니 자궁 속에서 자라나는 태아의 몸 중에서 가장 중요한 뇌의 성장을 더 알고 싶습니다. 뇌와 같은 복잡계를 구성하는 기본단위는 신경세포인 뉴런이라고 하셨지요. 뉴런이 무엇인지 그리고 뉴런의 역할에 대한 미지의 세계로 여행을 하고 싶군요. 이런 신경세포와 신경세포의 결합은 어떤 모습으로 뇌기능을 발휘할까요?

박사 예, 먼저 다음의 그림을 잘 보세요. 뉴런은 다른 뉴런에서 신호를 받고, 그 신호를 분석하면서 적절하게 조절하여, 또 다른 뉴런으로 신호

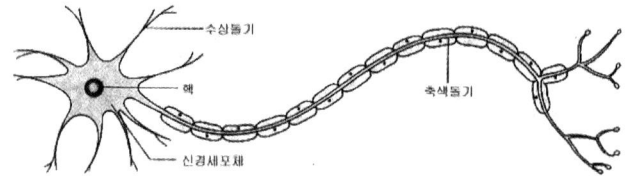

를 보내지요. 즉 신경계 내에서의 의사소통이 이루어질 때, 가장 기본단위가 바로 뉴런입니다.

뉴런은 크게 세포체와 신경섬유로 구성되어 있습니다. 먼저 세포체는 유전물질을 간직하고 있으며 세포의 생존에 필요한 단백질 및 생물분자를 생산하는 등 세포의 기능을 수행하고 있습니다. 핵이 있는 세포체는 다른 일반적인 세포와 대체로 동일한 기능을 합니다. 여기서 뉴런이 다른 세포와 다른 점은 축색과 수상돌기와 같은 신경섬유가 존재한다는 것입니다. 이런 신경섬유는 우리가 일상생활에서 사용하는 유선전화의 전화선과 동일한 기능을 하고 있습니다. 축색돌기는 출력통로이고, 수상돌기는 입력부입니다. 축색의 길이는 다양해서 짧으며, 바로 옆의 뉴런에도 연결되지만 어떤 경우에는 수m 정도의 먼 거리까지 도달하여 연결되는 경우도 있습니다. 축색의 맨 끝단은 다른 뉴런의 수상돌기와 연결되어 의사소통이 이루어집니다. 또한 수상돌기에는 수상돌기에서 튀어나온 가시돌기라는 작은 혹들이 많이 존재합니다. 가시돌기는 축색으로부터 오는 정보를 받아들이는 장치이며 뇌 발달 및 학습과 기억에 중요한 역할을 합니다.

대부분의 뉴런은 한 세포에서 한 개만의 축색을 가지고 있지만 축색이 여러 가닥으로 갈라져서 여러 개의 말단을 가지는 경우도 있습니다. 말단이 여러 개인 경우에는 송출된 신호가 여러 세포로 갈라지므로 발산형 통신선로를 이루고, 말단이 하나인 뉴런의 입력부는 여러 개이므로 수렴형 통신선로를 이룹니다.

인간의 뇌는 수억 개의 뉴런끼리의 연결망인 뉴럴네트워크를 통하여 학습, 기억, 판단 등 정신적 활동을 하고 있습니다. 뉴런은 수많은 수상돌기를 가지고 있는 반면에 긴 축색돌기 한 개를 가지고 있지요. 수상돌기는 다른 뉴런에서 오는 신호를 수신하고 감지하여 뉴런의 신경신호를 처리하는 부위인 신경세포체로 신호를 전달하는 기능을 맡고 있습니다. 수많은 그물망으로 연결되어 뇌의 다른 곳과도 연결하여 신호를 공유하고, 다른 곳에서 무슨 일이 일어나고 있는가를 이해하도록 하는 것이 바로 수상돌기의 역할입니다.

반면에 긴 축색돌기는 신경세포체 내에서 처리된 신호를 다른 뉴런의 수상돌기로 전달하는 역할을 합니다. 축색돌기를 따라서 전달되는 전기신호는 축색돌기 끝에서 신경전달물질이라는 물질을 방출합니다. 이렇게 뉴런의 축색돌기와 다른 뉴런의 수상돌기의 접합부를 시냅스 synapse라고 부릅니다.

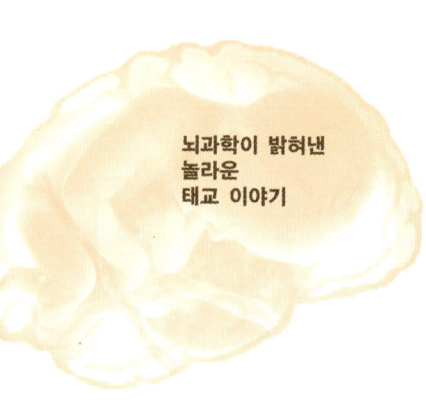

뇌과학이 밝혀낸
놀라운
태교 이야기

17. 시냅스의 역할

스님 신경세포는 세포체와 축색으로 이루어져 있다고 하셨네요. 신경세포 내를 흐르는 활동전위 펄스는 축색을 따라서 시냅스에 도달한다고 합니다. 오징어와 같은 동물에는 신경섬유가 길게 하나가 있으면서 그것이 바깥 세상과 교류하는데 우리 인간에게는 무수히 많은 시냅스로 뇌가 이루어져 있군요. 이런 세포의 활동이 유기적으로 결합되어 뇌기능을 발현한다고 합니다. 고등동물인 인간에는 왜 시냅스가 있고, 시냅스의 역할은 무엇이며, 시냅스와 신경전달물질 사이에는 어떤 관계가 있는 것일까요.

박사 시냅스는 신경세포와 다른 신경세포 사이의 결합부입니다. 즉 뉴런의 송신부와 수신부가 만나는 곳입니다. 뉴런의 축색과 수상돌기 같은 신경섬유에서는 전기신호가 흐르지만, 시냅스에서는 화학적 신호가 흐릅니다. 신경세포의 축색돌기의 끝과 다른 신경세포의 수상돌기가 서로 마주 보며 연결된 접속부가 시냅스이며, 이곳에서 일어나는 화학적 변화가 매개가 되어 신호전달이 됩니다.

우리가 한국에서 미국으로 국제전화를 할 때에는 태평양 밑바닥에 광섬유라는 전화선이 깔려 있는데, 수 km마다 신호의 감쇄가 일어납니다. 그래서 광섬유 케이블마다 증폭기를 달아서 케이블 내의 신호가 약해지지 않도록 계속 증폭을 합니다.

시냅스는 화학적 작용을 통해 이런 증폭기 역할을 하여, 먼 곳까지 신호가 전달되도록 하는 역할을 합니다. 그 간격은 6만분의 1mm 정도의 아주 얇은 틈입니다. 외부로부터 정보가 들어오면 그 접합부에는 임펄스라는 미세한 전기신호가 유도되어 신경세포와 신경세포 사이에 정보가 전달되도록 합니다. 다음의 자료를 보지요.

축색돌기의 끝부분에 붙어 있는 포낭 속에서 신경전달물질이 분비된다. 이 분비된 물질이 시냅스의 공간을 표류하다가 다른 뉴런의 수상돌기 부분의 표면에 있는 특정한 리셉터 분자와 붙어버리면 그곳에서 새로운 신호가 발생하게 된다. 이 시냅스에는 시냅스의 포낭이라는 작은 주머니가 산재하며, 이 속에 신경전달물질이 들어 있다. 임펄스가 신경세포의 축색돌기를 따라서 이동하여 축색 끝에 도달하면 기다렸다는 듯이 그곳에서 소낭들이 튀어나오고, 그곳에서 신경전달물질들이 분비되어 나온다. 이렇게 분비된 신경전달물질의 리셉터들이 수상돌기 지역의 시냅스에 산재하여 결합된다. 결합이 된 후에는 수상돌기에서 임펄스와 동일한 전기신호를 발생시킨다.

시냅스의 빈틈에 전기는 통하지 않아요. 그러나 신경전달물질이 분비되어 어떤 한 곳에서 다른 곳으로 이동함에 따라 그것이 매개가 되어 신경과 신경 사이에 전기가 흐르고 정보가 이동되도록 도와줍니다.

뇌 안에 흔히 분비되는 호르몬인 도파민, 노르아드레날린, 아세틸콜린 등은 바로 이런 신경전달물질입니다. 뇌 안에 있는 신경세포와 신경세포 사이에는 리셉터와 신경전달물질이라는 화학적인 매개수단으로 정보전달이 이루어집니다. 주변 환경으로부터 끊임없는 자극신호가 감각기관을 통해서 이 신경네트워크로 주입됩니다. 이런 자극을 통하여 뉴런과 뉴런 사이의 접합부인 시냅스를 사용하면 사용할수록 그 연결이 강해지고, 반대로 사용하지 않으면 약해진다는 사실이 발견되었습니다. 앞의 다이아몬드 박사의 실험에서 본 바와 같이 풍요로운 집단에서의 쥐는 주변으로부터 오는 다양한 자극이 들어오면 무엇인가를 음미하려는 시냅스의 노력으로 시냅스 간의 연결이 강해져서 두께가 두꺼워진 것입니다. 마찬가지로 태아에게 의미가 있는 자극을 주어 태아의 뇌기능을 활성화시키면 태아의 옹알이는 엄마와의 유대감이 강화된 결과로 한층 복잡하고 다양화될 수 있습니다.

그러니까 시냅스 전과 시냅스 후에서의 전기적 신호와 시냅스 안에서의 화학적 신호가 서로 협력하여 우리의 뇌기능과 인간의 창의성을 일으키는 원동력이 되는 것입니다. 참으로 그 시작은 보잘것 없는 미미한 전기화학신호입니다.

시냅스를 통과해서 나온 신호의 크기가 어떤 특정한 값보다 크면 1이라 정하고, 그것보다 작으면 0이라 정하면, 0과 1의 비트를 형성하여 컴퓨터의 기능을 하게 됩니다. 따라서 신경세포는 컴퓨터로 대응이 되고 우리의 뇌 안에 그것이 자리를 잡게 되는 것입니다. 이렇게 만들어지는 컴퓨터의 소프트웨어 기능을 업그레이드하는 유일한 방법은 태아에 대한 엄마의 깊은 이해와 관심, 지극한 사랑입니다. 물론 아빠나 가족의 노력도 마찬가지로 필요합니다.

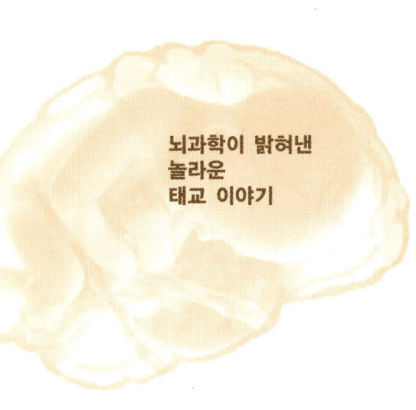

뇌과학이 밝혀낸 놀라운 태교 이야기

18. 시냅스와 마음작용

스님 그렇다면 마음표현의 기본단위가 시냅스라고 보아도 되겠군요. 왜냐하면 마음은 박사님의 표현대로라면 시냅스로 이루어진 거대한 뇌 안의 불꽃반응, 그 결과라고 생각해도 될까요. 결론적인 것은 유예하고, 여기서 보면, 속세를 떠나 절에서 살고 있는 우리는 마음속에 서로 엉켜 있는 뿌리를 찾고자 고행을 하면서 참선공부를 합니다.

마음은 분명히 형이상학적인 면을 가지고 있지만 이 영역까지를 신경과학이나 뇌과학의 영역으로 내려놓는 과학자들의 노력으로 말미암아 마음과 뇌의 관계, 그 사이의 신비가 하나하나 풀리려는 시점인 것 같군요. 시냅스 시스템과 마음작용에 대하여 좀더 쉽게 설명해 주시기 바랍니다.

박사 인간의 뇌는 수천억 개의 뉴런, 그리고 뉴런과 뉴런의 결합인 수백조의 시냅스의 연결로 이루어져 있습니다. 우리가 깨어 있거나 잠들어 있거나, 생각에 잠겨 있거나, 수학 문제를 풀고 있거나, 명상을 하고 있거나, 뉴런과 뉴런의 결합인 시냅스 안에는 화학물질이 끊임없이 나오고, 그래서 전기불꽃이 발생합니다. 생명이 깃들어 있는 동안은 어느 순간이나 극히 짧은 찰나에도 일부의 시냅스가 이렇게 끊임없이 활동을 합니다.

매일 점심시간 이곳 카이스트 학생용 카페테리아에 가보면 학생들이 삼삼오오 끼리끼리 앉아서 대화를 나누느라 매우 소란스럽습니다. 만약 카페테리아의 천정에 마이크를 매달아서 녹음을 하면 왁자지껄하여 사람들이 무슨 말을 하는지 도저히 알아들을 수가 없을 겁니다.

바로 마이크에서 녹음된 이런 왁자지껄한 소리처럼 뇌 안에서의 모든 신경세포들은 제멋대로 불꽃을 내며 조잘조잘 떠들어대고 있습니다. 그렇다면 과연 어떤 존재가 이런 행동을 조절하고 그들이 내는 왁자지껄한 목소리를 알아들을 수가 있을까요.

그들이 만들어내는 정보가 무엇인지를 알려면 뉴런 자체는 물론 시냅스끼리의 회로 및 시스템의 동작방식을 밝혀내는 것이 매우 중요합니다.

뇌 안에서 시냅스 연결을 이루는 뉴런들의 집단은 바로 회로입니다. 눈을 통해 보고, 귀를 통해 듣고, 혀를 통해 맛을 아는 등, 특정한 기능을 수행하는 회로는 우리의 뇌 시스템입니다. 귓속에 있는 달팽이관을 통해서 입사된 청각신호는 특정한 회로를 따라서 청각피질로 이동되고, 그 다음의 특정한 회로가 관여되어 청각인지를 하게 됩니다. 이렇게 회로의 위계질서를 통하여 바깥세계와 의사소통을 합니다. 개개의 인간들이 모여서 사회를 이루면 자연발생적으로 법과 관습이 생기고, 그것을 관리하는 직이 생겨서 위계질서가 형성됩니다. 즉 동장, 이장, 추장 등의 직이 발생하는 겁니다. 이처럼 무한히 많은 세포가 모인 조직에서는 조직관리를 위하여 계급이 자연적으로 발생합니다.

동양고전의 대학大學에 보면, '마음이 없으면 보아도 보이지 않고, 들어도 들리지 않으며, 먹어도 그 맛을 알지 못한다.(心不在焉 視而不見 聽而不聞 食而不知其味)'란 구절이 있습니다. 위계조직의 꼭대기에 있는 마음이 관여하지 않는다면 모든 인간의 활동이 의미가 없어진다는 뜻이겠지요.

생명을 가진 인간은 외부세계와 시각, 청각, 미각 등을 통해서 교류합니다. 감각의 반복된 자극은 시냅스에 강한 연결을 유발합니다. 그런데 이 연결에 추상화된 마음이라는 소프트웨어를 안착시키지 못하면 소리, 그림, 맛 속에 숨어있는 또 하나의 세계를 만들어내지 못합니다. 앞에서 언급한 계급은 여기에서 마음이라 풀 수 있겠지요. (우선 그렇게 보자는 겁니다.) 그러나 마음도 정도 차이입니다. 계급의 차이가 있듯이 마음에도 단계가 있다는 것이지요. 얕은 마음, 깊은 마음, 그 중간 마음 등등 말입니다. 아무튼 좀더 보편적인 마음, 그것을 가르침에 따라 하나님이나 조물주라고 하기도 하고, 연기성緣起性이라고 부르기도 합니다.

여기선 '조물주, 엄마의 정신, 태아의 시냅스', 이 삼자가 기도하여 일체가 되어 함께 내놓는 눈물이야말로 태아 뇌의 하드웨어에 꼬박꼬박 쌓여지는, 마음의 소프트웨어를 업그레이드 시키는 것입니다. 태 안에서 업그레이드 된 소프트웨어는 아기가 태어나면 창의성, 창조성으로 발현되며, 하나를 가르쳐주면 열 개를 깨우치는 위인이 되는 원동력이 됩니다. 앞에서 말한 위계질서를 만들 때, 태아에게 주어지는 엄마의 자극이 필요한 것입니다. 바로 이 밑바닥의 마음을 만들려는 엄마의 지혜가 태교의 목적입니다.

위계질서를 가진 회로에서 만들어진 정보는 뇌의 이곳에서 저곳으로, 또는 저곳에서 이곳으로 이동됩니다. 뉴런들 사이에서 일어나는 상호작용은 투사뉴런과 개재뉴런에서 벌어집니다. 투사뉴런의 역할은 축색돌기를 통하여 다른 투사뉴런을 자극합니다. 즉 축색돌기에서 신경전달물질을 분비하여 시냅스란 바다를 건너서 다른 투사뉴런의 시냅스 후 세포에서 전기를 발생토록 하여, 한 세포가 다른 세포의 흥분을 일으킵니다. 그 반면에 개재뉴런은 투사뉴런의 활성과 시냅스의 교통흐름을 조절합니다. 개재뉴런에는 억제형 뉴런과 흥분형 뉴런의 두 종류가 있습니다.

억제성 개재뉴런은 시냅스 후 세포의 전기적 활동이 일어나는 가능성을 막는 신경전달물질을 분비합니다. 즉 투사세포의 흥분을 억제하는 역할을 합니다. 투사세포는 다른 투사세포로부터의 입력이 없으면 아무런 활동을 하지 않습니다. 그 반면에 억제형 개재뉴런은 끊임없이 반응하여, 투사뉴런으로부터 적당한 크기 이상의 자극이 입력되지 않는 한, 다른 뉴런의 발화를 일으키지 못하도록 방해하는 역할을 합니다.

즉 하나의 투사세포의 자극을 통하여 다른 세포의 흥분을 유도하려면 최소한 이런 억제형 개재뉴런의 개입을 극복해야만 합니다. 이것은 하나의 시냅스 간 연결에서의 작용입니다. 이렇게 흥분성 자극과 억제성 작용과의 상호작용으로 투사뉴런의 전기적 활동내지는 조잘거림은 계속하여 이어집니다. 그런데 뇌 안에는 이런 연결이 수백 조가 있으니 이것의 오묘한 작용을 한 번 상상해보시기 바랍니다.

한편 흥분형 개재뉴런은 전혀 다른 역할을 합니다. 억제형 뉴런과는 달리 이 뉴런이 개입되면 시냅스 후 세포의 전기적 발화과정이 촉진되어 투사세포의 흥분이 쉽게 이루어집니다. 억제성 개재뉴런이 뉴런B에 개입하면 뉴런A에 의한 자극이 뉴런B를 발화시키기가 어렵습니다. 만일 여기에 흥분형 개재뉴런이 동시에 개입되어 있으면 B의 발화는 아까보다 훨씬 쉬워집니다. 뉴런B는 쉽게 흥분되기도 합니다. 이렇게 흥분되는 경우가 오랫동안 지속된다면 세포는 손상되거나 죽음을 맞이합니다. 따라서 적절한 흥분과 억제가 반복되어 신경회로의 작용이 적정한 범위에서 활동하도록 조절합니다. 개재뉴런은 대부분 억제성 세포들로 이루어져 있지만 극히 소수는 흥분성 세포들도 있습니다. 억제형 개재뉴런은 여과장치이지만 흥분성 개재뉴런은 증폭장치입니다.

인간사에 고뇌를 끼게 만든 이유는 이런 억제형 개입자의 숫자가 흥분성 개입자의 숫자보다 훨씬 많이 존재하도록 설계되어 있기 때문입니다. 그래서 어떤 한 사람이 소원과 소망을 이루어 성공하려면 사람의 노력만으로는 안 되고 훨씬 더 큰 흥분성 개입자인 신이나 관세음보살의 도움을 받아야 합니다. 즉 보이지 않는 힘을 발하는 곳에서의 협조가 있어야 하는 법입니다. 태아의 뇌가 완성되는 동안에도 이런 개재뉴런의 활동이 여실히 일어난다고 볼 수 있습니다. 엄마와 태아가 협조하여 유대관계를 이루면서 태아의 뇌가 창의적인 체험활동을 하여야 합니다. 그러면 아기 뇌의 시냅스 안에는 많은 화학물질이 뱃놀이를 하며 연꽃을 바라보면서 여행을 하다가 시냅스 후 세포를 자극하며 뇌 훈련을 하게 되는 법입니다.

이때에 지상의 법만이 아니라 천국의 법이나 피안의 세계에 대한 법을 각인시킬 필요가 있는 것입니다. 뇌의 곳곳에서 뱃놀이 하는 화학물질의 이동은 새로운 생각과 사상을 창발시킵니다. 이런 생각의 주머니를 머릿속에 가진 예비엄마의 시냅스 안의 신경전달물질만이 창의성 있는 어린이의 출현을 가능하게 해줍니다.

시냅스 안에서 천국이나 피안의 세계를 교류하는 신경전달물질과 영적인 대화를 하고 또 그 세계를 맛보고 울먹이며 기도하는 여인이야말로 큰 그릇의 여인이며, 이 여인은 탈산업사회의 역군인 창의적인 인재를 만들어내는 것입니다.

시냅스간 연결이 촉진되면 연꽃 속에서 여행하는 신경전달물질의 분비도 활성화되고 종류가 다른 화학물질이 개입됩니다. 대표적인 신경전달물질로 글루타메이트Glutamate와 가바GABA(gamma-aminobutyric acid)를 들 수가 있습니다. 글루타메이트는 뇌에서 신경전달물질 역할과 몸 전체의 생명유지에 관여하는 물질대사 과정에 관여합니다. 이것은 조직의 기본 성분인 펩타이드와 단백질의 구성성분입니다. 또한 뇌에서 화학반응들의 부산물인 암모니아 독을 제거하는 역할을 합니다. 글루타메이트는 뇌 안에서 가장 대표적인 흥분을 일으키는 물질입니다. 가바는 억제형 개재뉴런의 축색 끝에서 분비되어 시냅스 후 세포에서의 활동전위 발화를 억제합니다. 이 신경전달물질은 시냅스 후 세포 내의 수용체라고 부르는 단백질 분자들과 선택적으로 결합하여 기능을 발휘합니다.

가바 수용체는 가바를 인식하고 그것과 결합하지만 글루타메이트와는 반응하지 않습니다. 글루타메이트도 글루타메이타 수용체와만 결합합니다. 한 때 머리가 좋아진다 하여 조미료로 사용했던 것이 바로 글루타메이트와 관련된 물질이기도 합니다. 아마도 이 성분은 뇌세포의 흥분과 관련이 있어서 그런 것이 아닌가 합니다. 가바에 의한 억제과정이 없었으면 뉴런들은 글루타메이트에 의해 흥분이 계속되어 세포는 죽음을 맞이할 것입니다. 억제와 흥분의 길항작용으로 안정적인 생명의 존재가능성이 열리게 된 것입니다. 미약한 가바의 억제작용과 더불어 과다한 글루타메이트의 작용은 뉴런의 손상을 일으켜서 뇌졸중, 간질, 치매 등을 유발시킵니다. 조미료를 과다하게 집어넣는 기름진 중국요리를 먹으면 때때로 겪는 두통이나 귀울림 현상은 글루타메이트의 작용과도 밀접한 관련이 있습니다.

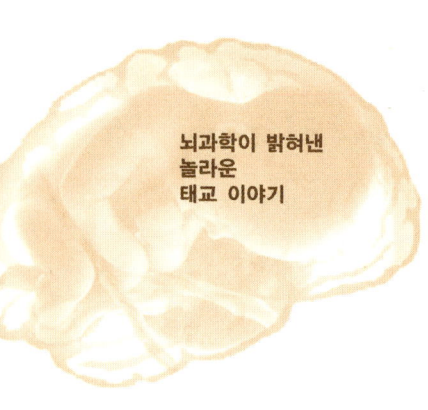

뇌과학이 밝혀낸
놀라운
태교 이야기

19. 복잡계와 뉴럴네트워크

스님 과학자들은 자연현상을 이해하려면 거대 시스템의 구성 성분을 분해하여 그것을 먼저 이해하여야 한다는 환원주의적인 입장을 많이 취하고 있는 것 같습니다. 부분을 이해하면 전체를 이해하기가 쉽다는 사고방식이 즐비하게 널려 있다는 것이지요. 즉 과학자들은 초끈, 원자, 분자, 개별유전자를 연구하려 하고 있습니다. 그러나 최근 과학자들은 이런 부분들을 재조립할 때에 상당히 어려운 상황에 직면합니다.

환원주의를 따르려면 우리는 복잡성이라는 문제에 직면하게 됩니다. 복잡계에서는 부분의 결합방식이 너무 다양하여 그 방식을 모두 분석하려면 상당히 긴 시간을 요하게 된다고 합니다. 우리가 살고 있는 사회도 일종의 복잡계이고 최근 대두되고 있는 인터넷 사회는 네트워크라는 단어를 떠오르게 합니다. 뇌는 신경망 또는 뉴럴네트워크라고 부릅니다. '복잡계와 네트워크'라는 핵심어에 대하여 쉬운 설명을 해주시죠.

박사 20세기 초까지 알려진 과학지식으로 말미암아 데카르트로부터 나온 기계론적 사고에 이제 변화가 필요하다는 생각이 팽배합니다. 구성요소들 각각의 기능뿐만 아니라 그들의 연결망이 더욱더 중요할 것이라는 아이디어로 부분보다 전체를 바라보는 관점이 등장하였습니다. 상호작용하는 개체 또는 개체군으로 이루어진 시스템을 연구하는 시스템 이론이 등장하였고, 시스템 동역학, 사이버네틱스, 자기조직화라는 개념들이 쏟아져 나왔습니다.

사이버네틱스는 시스템이 수시로 변화하는 조건에 따라서 어떻게 대응하고 변화하는가를 연구하는 분야입니다. 즉 생물체는 생존을 위해 외부환경에 적응하며 일정 체온을 유지한다거나 독특한 적응방법을 터득합니다. 환경에 따라서 생물시스템이 어떻게 대응하는가, 즉 능동적인 대응 또는 수동적인 대응과정을 살펴보는 연구영역입니다.

기온이 오르면 사람들은 물을 많이 마시거나 서늘한 곳으로 옮겨가서 자기의 체온을 조절하려고 하며, 겨울이 되어 바깥 기온이 떨어지면 자기 체온을 빼앗기지 않고 유지하려고 외투를 입거나 방안에 난방장치를 설치합니다. 이런 것이 일종의 능동적인 대응이라고 말할 수 있습니다. 생물체들의 자극과 반응은 복잡계란 시스템 내에서 벌어지는 과학적인 사건의 일환으로 발생하는 것입니다.

최근 여러 신경과학자들은 사이버네틱스 모형을 가지고 중추신경계의 한 예인 뇌 안에서 벌어지는 뇌기능 현상을 설명하고자 했습니다. 뇌를 수많은 신경세포들이 이루는 그물망이라 간주하고 그 모형에서 전기신호를 전달하는 복잡한 전기회로 또는 전기통신 시스템이라고 보았습니다. 인지, 기억, 사고 등의 정신활동은 신경계 내에서 일어나는 혼돈현상 또는 카오스의 결과로 설명하려고 과학자들은 부단히 노력하고 있습니다.

혼돈현상은 제가 대학원 학생시절에 컬럼비아 대학으로 새로 부임해온 교수로부터 처음 이야기를 들었습니다. 즉 1980년대 초반 이런 연구들이 서서히 일어나기 시작하여 1984년 복잡계의 체계적인 연구를 위한 산타페Santa Fe연구소의 설립에 따라서 본격적으로 복잡계 연구가 태동되었습니다. 역사는 그렇게 길지가 않지요.

미국 덴버 공항을 이륙하던 여객기가 엔진 고장으로 곤두박질치는 사고가 1987년에 일어났습니다. 이 사고로 여러 명의 목숨이 사라졌는데, 추후 세밀한 조사결과 비행기 날개 뒷부분에 있었던 얼음조각에 의하여 이런 비참한 사고가 일어났다고 발표되었지요. 비행기의 속도가 점점 커짐에 따라서 얼음조각 주변의 작은 소용돌이가 날개의 얼음조각을 더욱 크게 하고, 이로 말미암아 다시 큰 소용돌이의 발생은 난기류를 일으켜서 그만 비행기의 추락 사고를 일으킨 것입니다.

그리고 파인만이라는 노벨 물리학상 수상자가 컬럼비아 우주왕복선 사고조사 책임자였을 때도 바로 그 얼음조각이 원인이라고 밝혔습니다. 이런 예가 혼돈 또는 카오스 현상이며, 만약 이런 분야의 연구가 없었다면 과학자들이 설명할 수가 없었겠지요.

사소하고 미세한 변화가 엄청난 변화를 유발할 수 있다는 사실로부터 혼돈연구는 더욱더 흥미를 갖게 되었고, 그것은 복잡계 연구의 초석이 되었습니다. 로렌쯔는 매우 간단한 그의 수치모델을 이용하여 혼돈 현상을 발견하였으며, 그것을 통해서 '브라질에서 나비 한 마리가 날갯짓을 하면 뉴욕에서는 커다란 폭풍을 일으킬 수 있다' 라는 나비효과를 제안하기도 했습니다. 한편 독일의 하켄은 창발현상과 자기조직화를 설명하는 시너제틱스synergetics라는 이론을 발전시켰습니다. 복잡계에서 발견되는 창발적 질서는 그 시스템을 구성하는 구성요소들이 특정한 조건에서 서로 상호작용을 만들어내는 것을 시너지효과라고 생각하게 되었습니다.

오케스트라가 저마다 다른 소리를 내는 현악기, 타악기, 관악기 등을 조화롭게 묶어 새로운 전체적인 소리를 만들어내듯이 시너지는 서로 다른 개체들이 갖는 가치들의 융합으로 상승효과를 유발하는 것이지요. 창발적 질서는 매개변수order parameter에 따라서 결정됩니다. 복잡계는 시스템 요소, 매개변수 등이 긴밀하게 인과관계를 형성하며 역동적으로 변화합니다. 이런 요소들이 자발적으로 질서를 창출하는 일련의 과정을 자기조직화라고 부릅니다.

이런 자기조직화의 극히 짧은 한 순간을 '찰나'라고 할 수 있으며, 혹시 그 찰나에 부처님께서는 도를 깨닫지 않았나 생각하게 합니다. 저는 불교의 참선을 혼돈의 가장자리에서 이런 자기조직화를 위한 고난이 아로 새겨진 과정이라고 말할 수 있다는 생각을 해 봅니다. 물론 제 개인의 생각입니다.

2002년 한일월드컵 축구 때, 어느 한 미미한 조직의 아이디어로 수십만의 사람들이 해낸 길거리 응원, 또 소규모의 외화유동성 부족으로 인한 한국에서 겪은 IMF 외환사태, 소고기 협상관련 촛불시위 등은 이런 복잡계 현상의 진면목을 보여주는 좋은 예라고 봅니다.

바로 이런 복잡계 현상이 뇌 안에서도 일어나고 있습니다. 불교의 수행기간인 하안거, 동안거 동안에 선방이나 토굴에서 자기의 뇌를 관리하는 스님들은 바로 앞에서 언급했던 뇌 시스템의 구성요소들을 조절하며, 시스템의 시너지효과를 일으켜 각覺이라는 새로운 상태에 도달하려고 노력하는 것이 아닌가 생각합니다. 물론 이건 과학자로서의 제 생각입니다.

외부의 자극과 인간의 뇌는 끊임없는 상호작용으로 학습을 하고, 기억을 하고, 판단을 합니다. 생명이 깃들어 있는 태아의 뇌도 당연히 엄마라는 매개체를 통해 주변 환경과 대화를 하고 있으며, 바로 그 순간에 부처님의 대각·예수님의 사랑을 심어주면, 태아의 뇌 안에 있는 신경세포들은 축복을 받을 것입니다. 바로 이 거룩한 순간, 즉 태아의 뇌에 이런 축복의 행사를 우리 성직자들이 도와주어야 하지 않을까 생각합니다. (제가 이 글을 쓰기로 결심했던 주요 동인이 바로 불교의 스님들에게 갖는 이런 기대 때문입니다.)

따라서 생명이 잉태하는 순간이나 잉태과정에서, 물리적 생물적 의미를 잘 이해하고, 거기에 종교적인 의미를 가지고 태아의 존재를 축복하고, 무엇보다 태아를 성인 같은 인간으로 대접해야 한다고 봅니다. 한 인간의 존재를 긍정적으로 인정하는 것이 축복이 될 것이며, 사실대로 믿고 받아들이고 인정하는 것이 또한 축복이 되며 정당함이 될 겁니다. 태교는 바로 이런 점이 되어야 한다고 봅니다.

이런 입장이 되면, 우린 태아의 뇌 안에서 창발현상을 일으키도록 하여, 스스로 감성적인 뇌, 매우 지적인 뇌, 왕성하게 행동하는 뇌가 되도록 주변 사람들이 도울 수 있고, 도와주어야 한다고 생각합니다.

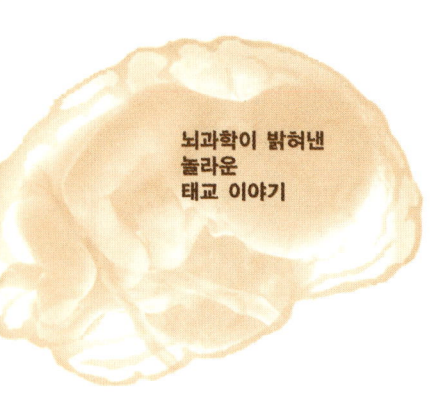

뇌과학이 밝혀낸
놀라운
태교 이야기

20. 음악자극과 자율신경계

스님 박사님, 제가 일본 나가사끼현 사세보시를 방문했을 때의 일입니다. 그곳의 특별양로원인 백수장白壽莊에는 늘 음악을 틀어놓아 65세 이상의 노인들은 음악을 들으며 생활한다고 말했습니다. 그렇게 운영한 지가 무려 20년이 넘는다고 합니다.

노인들은 가정과 사회로부터 격리된 채로 집단수용 되어 있어, 자칫 많은 정신적 스트레스와 심한 피로감을 느끼기가 쉽지요. 그래서 음악에 조예가 깊은 그곳의 도미나가富永 이사장 아이디어로 음악이 있는 양로원으로 자리를 잡았다고 합니다. 음악의 종류에 따라서 그곳에서 말년을 보내는 노인들은 과거를 회상하면서 웃기도 하고, 때로는 울기도 하지요. 이런 음악자극과 우리 인간의 신경계 사이에는 어떤 관련이 있을까요.

박사 서울시 신촌 언덕에 있는 한국불교태고종 본산인 봉원사에 가면 음악에 조예가 깊은 스님들이 있습니다. 그 분들이 가끔 불교음악을 통한 기도를 일반인들에게 보여줍니다. 그때 사용하는 불교음악은 참으로 놀랍습니다. 일반 대중에게는 소름이 끼칠 정도로 영혼의 전율을 느끼게 합니다.

음악에는 인간의 마음을 흔들 수 있는 막강한 에너지가 들어 있습니다. 이런 에너지를 느끼게 하는 곳은 바로 인간이 가지고 있는 뇌척수의 중추신경계와 자율신경계의 활동에 기인합니다. 중추신경계는 주로 머리나 등에 국소적으로 한 곳에 밀집되어 있으나 자율신경계는 몸의 머리끝에서부터 발끝까지 모든 곳에 널리 퍼져 산재되어 있습니다.

자율신경계는 다시 교감신경계와 부교감신경계로 나뉘어져 있습니다. 교감신경은 주위에 존재하는 위험인자의 탐색, 발굴, 분석을 하여 즉각적으로 대처하는 능력을 발휘하며, 부교감신경은 우리 몸이 위험한 상태에서 스릴을 느끼며 긴장되어 있더라도 순간적으로 행복감 또는 편안함을 느끼게 해주는 역할을 합니다. 따라서 우리 몸이 긴장과 편안함의 길항작용으로 하여 어떤 일정한 균형상태를 유지토록 합니다.

인간이 지구상에 처음 출현했을 때는 문명이 발달하지 않았기 때문에 도처에 위험요소가 있었습니다. 즉 자연이 주는 위험, 깊은 계곡이나 절벽의 낭떠러지, 호랑이나 사자 등 맹수의 위험, 원시인간은 많은 위험요소 속에서 살았겠지요. 인간은 자신들의 생명을 지키기 위해 위험을 예방하고 피해야 할 필요성을 느낍니다. 이런 위험요소들을 만나면 생각하고 따질 겨를도 없이 즉각 반응하여 피해야 함에, 인간 몸속에 기계적인 장치를 마련합니다. 그것이 몸에 산재한 신경계이고, 인간은 교감신경을 통해 위기를 맞으면 온몸으로 즉각 반응합니다.

가끔 어두운 밤 혼자서 오솔길을 걷다가 지나가는 바람소리나 아주 조그만 주변소리에도 뒷목이 당기면서 전율을 느끼는 것, 바로 교감신경의 작용입니다. 교감신경이 특별히 발달한 사람들은 그것이 얼굴에 나타나는데, 주로 그 특징이 코에 있습니다. 코끝이 뾰족하고 표독스럽게 생긴 코지요. 이런 코를 가진 상사를 만난 부하직원은 스스로 조심하여 책잡힐 일을 해서는 안 되지요. 대개 그런 상사들은 부하들의 잘못을 보면 참지 못하고 반드시 지적하고 야단치는 버릇이 있지요. 그런 경향은 바로 교감신경의 영향입니다.

즉, 미국 보스턴의 겨울날씨는 바람이 많이 불며 눈도 많이 오고, 사람이 살기 어려운 자연환경입니다. 따라서 그곳에 사는 양키들의 코는 뾰족하고 표독스럽게 생겨서 매우 도전적인 사람들입니다. 이런 경향 때문에 아마도 미국의 남북전쟁에서도 북부군의 승리가 가능했을 것이라는 생각을 저 혼자 해봅니다. 보스턴 사람들의 뾰족한 코로 인해 미국이 영국과 벌인 독립전쟁에서 이겼고, 남북전쟁에서도 북이 승리했다는 말이 됩니다.

그에 비해 날씨가 매우 더운 조지아나 알라바마주 사람들의 코는 끝이 뭉툭하고 콧구멍이 커서 더운 곳에서도 잘 적응토록 진화되었습니다. 그래서인지 대개가 너그러운 성격의 소유자들입니다. 이것은 대체로 부교감신경의 발달이 잘 이루어져 있기 때문입니다.

교감신경과 부교감신경의 조화로운 길항작용으로 인간은 균형을 유지하며 생명을 영위하고 있습니다. 자율신경계는 위장의 활동, 심장의 박동, 간 및 폐의 기능, 대장의 연동운동 등을 직간접으로 통제하고 있습니다. 만일 몸이 외부자극에 의한 심한 스트레스를 받으면 이 균형이 깨질 수가 있습니다. 이런 현상을 자율신경계의 실조失調라 합니다. 심한 스트레스를 받고 사는 현대인은 가끔 소화불량 또는 신경성질환을 호소합니다. 원인을 모르는 현대인의 질병은 거의 대부분 이 자율신경계의 실조에 의한 것입니다. 생명이라는 존재를 만들기 위해서 우리의 조물주께서는 무한한 노력을 기울여서 오묘하기 그지없는 자율신경계를 만들었습니다.

우리가 건강하게 그리고 매우 효율적인 삶을 살고 있는 동안에는 누구나 자기 몸의 존재를 인지하지 못합니다. 바로 자율신경계가 그렇게 설계되어 있기 때문입니다. 불교의 면벽수도를 하면서 참으로 크신 부처님의 뜻을 느끼는 그 순간에는 심장, 폐, 위장, 손, 발 등의 존재는 사라집니다. 이처럼 자율신경계의 협조나 적극적인 협력이 없으면 그런 높은 도道의 경지에는 도달할 수가 없을 겁니다.

자율신경계를 위한 끊임없는 기도가 있어야 우리 몸의 균형을 달성할 수 있으며, 이 균형 위에 정신세계의 득도나 깨우침이 이루어집니다. 그런 반면에 만일 우리 몸이 건강하지 못하면, 곧 몸의 어느 곳에 통증을 느낍니다. 자율신경계의 이상 및 실조로 우리의 뇌는 그런 사태를 발령하는 것입니다. 선방에 계신 스님은 스스로 그런 이상이 발생하면 그것을 조절할 수 있는 능력을 가지고 있기에, 사암침법과 같은 침술을 후세에 남겨주기도 했을 겁니다. 그러니까 한의사들이 사용하는 침은 이런 자율신경계의 균형을 유지시키는 역할을 도모합니다. 그러나 아직까지도 자율신경계의 많은 활동은 수수께끼로 남아 있습니다. 한 생명 속에는 이런 알지 못하는 오묘한 작용이 아직도 너무나 많이 남아있습니다.

엄마의 몸속에서 생명을 키우는 태아들도 사람 몸의 구조를 갖추어 가면서 뇌신경계와 자율신경계의 발달을 꾀합니다. 바로 그때에 그런 신경계의 왕성하고 원활한 활동을 위해서 적절한 자극이 필요합니다. 태아도 자기생명의 성장을 위해서 보이지 않고 들리지 않는 세계에서 깨우침을 얻으려면 자율신경계의 원활한 활동이 보장되어야 합니다.

바로 이것을 위하여 엄마와 아기는 함께 조물주에게 기도하는 순간이 있어야 하며, 그 조물주로부터 한없는 은총과 축복을 마구 받아야 합니다. 태교는 태아에게 바로 그런 축복이 있다는 것과 절대적으로 필요하다는 것을 예비엄마들에게 알려야 합니다. 그래서 예비엄마와 태어날 아기가 서로 깊은 유대감을 가지고 의사소통을 하며, 장차 아기 삶의 품격을 정하는 뜻 깊은 일을 하는 것입니다. 앞으로 태어날 자식에게 높은 품격을 주려면 태어나기 전, 보이지 않는 세계 및 들리지 않는 세계에서부터 벌써 복을 짓는 것이 좋습니다. 태어나기 전 조물주 앞에서 또는 만물을 창조하신 신이나 존재의 근원인 법왕 부처님 앞에서 엄마와 아기가 같이 울고, 웃으며, 나아가 함께 이야기를 나누면서 아기의 자율신경계를 단련해야 하리라 봅니다. 태어난 후에 하려면 훨씬 더 힘이 듭니다. 또한 나이가 든 뒤에는 더 어렵거나 내지 불가능합니다.

아기에게 복을 내리고 훌륭한 인재로 키우려면 엄마의 헌신과 희생은 필수적입니다. 아기의 생명이 엄마의 몸에 깃드는 그 순간부터 엄마인 여자들은 고통을 안고 사는 것입니다. 그런 여자들, 엄마의 숙명을 요즈음의 공교육인 학교교육은 한 번도 제대로 가르쳐주지 않습니다. 요즘처럼 가치 없는 지식이 난무하는 세상에서는, 삶의 무한히 깊고 깊은 지혜는 숨어버립니다. 이런 세상에서 태어나는 아기는 장차 크면서 엄마에게는 원수 같은 자식이 될 수도 있습니다.

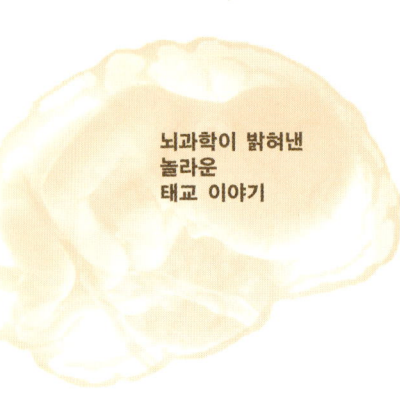

뇌과학이 밝혀낸
놀라운
태교 이야기

21. 뇌과학자의 연구방법

스님 산방에 있는 우리들은 예불과 참선이라는 수단으로 도의 경지로 들어가며, 부처님 세계와 교류하고 있습니다. 박사님의 표현에 의하면, 우리들의 수단인 공양예불이나 동안거 및 하안거 때의 면벽수도를 통해서 (자신의) 뇌의 시냅스 안에 있는 공간에 연꽃이 가득 피어 있고 그 사이로 신경전달물질이란 (반야용선) 조각배가 왕복운동을 합니다. 이것은 몸속에 산재한 교감신경 및 부교감신경의 조화로운 활동으로 피안의 세계를 보고 느끼는 것 같습니다. 좀 엉뚱하지만 여태까지 설명하신 내용을 어떤 방법을 통해 과학자들은 발견하며, 확인할 수 있을까요.

박사 불과 수십 년 전까지도 과학자들의 손으로 뇌의 구조와 그 속에서 일어나는 작용을 이해하려고 시도하였습니다. 그러나 그것은 곧 한계가 있고, 거기서 더 나은 방법이 없어, 뇌는 '불가사의 암흑상자'인 채로 접근하기가 곤란한 대상으로 있었습니다.

사랑을 충분히 받고 풍요로운 환경에서 다양한 경험을 소유하면서 자란 아기는 지능이 높고 행동에 자신감이 있어 앞길이 양양합니다. 또한 인간관계에서도 매우 사교적인 인간으로 성장합니다. 그러나 사랑을 받지 못하거나 학대를 받고 버려진 아이들은 그 반대가 된다는 사실을 최근에 많은 과학자들이 연구와 실험조사를 통해 발견하였습니다.

시카고 대학의 신경생물학자인 허튼라처Huttenlocher 박사는 뇌세포 안의 연결망 개수를 관찰하고 계산해 보았던 사람이었어요. 그는 태아, 죽은 아기, 노인을 부검하면서 얻은 뇌의 표본을 분석해보니 7만 개의 세포가 들어 있는 것을 알았습니다. 태아, 아기, 노인 등의 표본을 차례차례 면밀하게 관찰해본 결과 뇌세포 간의 연결망이 나이에 따라서 다르다는 사실을 알게 되었지요. 잉태된 지 24주가 된 태아의 뇌 표본에서는 세포 사이에 1억2천만 개의 연결망, 신생아의 뇌 표본에서는 2억5천만 개의 연결망, 8개월 된 아기의 뇌 표본에서는 5억7천 개의 연결망을 관찰할 수 있었습니다. 인간의 나이가 들면서 연결망의 개수가 증가하다가 어느 때가 지나면서는 그 숫자가 줄어들게 됩니다. 즉 구체적으로 말하면 한 살까지는 그 개수가 폭발적으로 증가하다가 12살까지는 그 개수가 약 3억 5천만 개로 안정한 수치에 도달합니다.

한편 1935년부터 특정한 정신병 환자의 뇌를 수술하여 전두엽의 일부분을 들어내어 떼어버리는 로보토미라는 것이 있습니다. '뻐꾸기 둥지위로 날아간 새'라는 영화에 등장하는 주인공 잭 니콜슨이 바로 이 수술을 받기도 했지요. 이 수술을 통하여 처음에는 심각한 불안증상과 이상행동 같은 정신병 증상이 완화되어 긍정적인 효과를 일으켜서 이 수술의 개발자인 로보토미 박사가 노벨상을 받았습니다.

그러나 로보토미는 시술환자에게서 인격의 변화가 생긴다는 것을 최근에야 알게 되었습니다. 업무의 집착성이 떨어진다거나, 실수를 자주 저지르고, 무기력해지는 등 인격 이상이 일어나는 것이지요. 이런 연구방법을 뇌의 일부기관의 파괴행위라고 부릅니다. 뇌의 일부분이 어떤 능력을 발휘하는가에 대하여 호기심이 발동하면 그곳을 떼어내는 등 무자비한 행위를 과학자들은 시도합니다.

인간의 건강과 장수라는 명목으로 무수히 많은 쥐, 고양이, 원숭이 등 동물의 뇌를 무자비하게 부수기도 하지요. 이런 과학행위를 토대로 뇌를 구성하는 부분의 기능을 이해하려는 것입니다. 이런 테크닉은 직접 메스를 가해서 어느 부분을 파괴했을 때, 특정한 기능이 사라지면 그것이 바로 그 부위가 담당하는 특정한 뇌기능이 된다고 보는 겁니다.

이런 방법이 과학을 앞세운 서양의학과 동양의학의 차이점이기도 합니다. 세계의 경쟁력 1위인 핀란드. 인구 500만 명이 살고 있는 핀란드는 매우 척박한 땅입니다. 그곳은 고위도에 위치함에 따라 오로라와 백야현상이 일어나며, 여름철에는 하루 종일 낮이고, 겨울철에는 하루 종일 밤이 되어 살기가 여간 어려운 곳이 아닙니다. 이렇게 극심한 자연환경에 지배를 받고 있는 핀란드 사람들의 일부는 정신분열증, 수면이상 등의 정신관련 질병을 앓고 있습니다. 핀란드 정부에서는 이와 같은 사회문제를 인식하여 정신병력을 가진 사람들이 죽으면 거의 의무적으로 그 사람들의 시신을 관리하고, 특히 머리부분을 따로 떼어내서 잘 보관하였다가 연구자들로 하여금 뇌와 질병과의 연구를 수월하게 하도록 해 줍니다.

뇌 부위에 대한 일부분의 파괴실험과는 달리, 살아 있는 그대로의 뇌기능을 관찰하기 위해, 뇌 표면에 전극을 붙여서 전기신호를 측정하는 뇌파측정, 뇌기능을 화상으로 찍어내는 핵자기공명사진, 기능성자기공명영상법 등이 있습니다. 이런 간접적인 방법을 통해서 뇌기능과 인간의 행동 사이의 관계를 연구하기도 합니다.

뇌파는 진동수에 따라서 델타파(0.5-4Hz), 세타파(4-8Hz), 알파파(8-12Hz), 베타파(12-40Hz) 등으로 분류합니다. 수면 중에 나타나는 델타파와 비몽사몽 중에 나타나기도 하는 세타파를 서파徐波라 하며, 이

완기나 잠시 눈을 감으면 동반되는 알파파와 정신활동 및 각성된 상태에서 문제를 수행할 때에 나타나는 베타파를 속파速波라고 부릅니다.

태아의 뇌파는 주로 서파로 이루어져 있는데 잉태된 지 6개월이면 0.5-1Hz의 델타파가 주로 나타납니다. 갓 태어난 신생아의 경우는 조금 빨라져서 0.5-2Hz, 생후 3개월이 되면 델타파뿐만 아니라 세타파까지 나타나게 됩니다. 다시 말해서 이 기간에는 주로 잠을 많이 자는 뇌로 판단할 수 있습니다.

아이가 초등학교에 들어갈 무렵에는 진동수의 증가로 인하여 8-9Hz의 알파파가 나타납니다. 나이가 들어 청소년기에는 계속하여 진동수가 증가하고, 20세 가까이 되면 성인의 뇌파로 변화되어 8-12Hz의 패턴이 주로 나타납니다. 그러나 노인이 되면 다시 진동수가 낮아져서 6-10Hz의 뇌파가 나타나는데, 이것은 반응시간이 길어져서 노인들이 일반 성인보다 걸음걸이도 느리고, 자극에 따른 반응시간이 오래 걸리는 현상을 설명해줍니다.

한편 인간의 수면 패턴, 즉 1단계, 2단계 수면인 선잠과 3단계, 4단계 수면인 깊은잠, 그리고 REM수면 등 잠의 시작과 끝을 판정하려면 뇌파의 관찰은 반드시 필요합니다.

뇌과학이 밝혀낸
놀라운
태교 이야기

22. 직장여성과 태교

스님 과거와 달리 직장생활을 하고 있는 여성들의 숫자가 점점 증가하고 있지요. 직장여성 중에 임신을 하고 있거나 임신예정인 분들을 위해 태교에 대한 구체적인 방법을 말씀해 주시죠. 무엇이 있을까요.

박사 초등학교 교실에 가보면 수업시간 중에도 가만히 있질 못하고 짝과 싸우는 어린이, 괜히 여기저기 왔다 갔다 하며 선생님이 야단이나 꾸중을 하여도 왜 야단을 맞는지조차 모르는 어린이들을 쉽게 발견합니다. 대개 이런 어린이들을 주의력결핍증 어린이라고 부릅니다. 원래 어린이는 활기가 있고 제멋대로 행동하지만, 그것도 정도문제인 거죠. 예전의 어린이들은 어른이나 무서운 아저씨가 야단을 치면 순간적으로 조용해지며 질서를 찾았습니다. 최근의 어린이들은 그런 무서운 존재도 없고, 또한 엄마들의 지나친 과보호로 말미암아 쉽게 주의력 결핍증에 빠지게 되죠.

인간은 무엇인가 학습을 하거나 기억하려 할 때, '전 처리과정'인 주의집중을 반드시 해야 합니다. 따라서 주의력이 결핍되어 산만한 어린이들은 학습하기가 매우 어려워지거나 새로운 문제해결을 위한 일에 적응하기가 쉽지 않습니다. 이런 아이들의 출현에는 어떤 원인이 숨겨져 있을까요. 한 번 생각해 봅시다.

오늘날의 여성들은 지난 시대의 여성들과 달리 가정만을 지키도록 강요받고 있지 않습니다. 예전의 자녀교육 비용은 남편의 월급만으로도 가능했었지요. 한 사람이 벌어도 가정의 경제를 이끌 수가 있어서 여성들은 오로지 현모양처로 남을 수가 있었지요. 그러나 현재 대부분의 가정에서는 남편 혼자 벌어서는 가정경제가 불가능하거나 어렵게 되었습니다. 자연히 남편과 아내가 힘을 합쳐 맞벌이를 할 수밖에 없는 상황이 되었지요.

여성이 바깥에서 직장생활을 하게 되면, 그 여성이 속해 있는 조직이 바라는 목표도 있고, 거기에 부응하여 여성 자신의 자기발전도 해야 하고, 사회생활을 하는 사람으로서 하고 싶어 하는 의욕 내지는 성취동기가 따르게 됩니다. 한편 그 여성이 집으로 돌아오면 가정적으로 처리해야 할 가사, 임신, 육아, 사춘기 자식의 보살핌 등, 가정 내의 여러 의무에 직면하게 됩니다. 여성들은 이와 같은 서로 다른 일에 대한 심한 스트레스를 받으면서 이중적 가치관을 추구하면서 살게 됩니다.

즉, 여성 본인의 속마음은 몸속 태아의 존재로 괴롭고 힘들지만, 겉으로는 주변의 식구에게 임신하여서 또는 아기가 있어서 매우 행복한 모습을 지어보입니다. 이 경우 태아는 엄마의 속마음, 내면세계를 무언의 의사소통으로 느끼게 되어 곧바로 심한 스트레스로 전달이 됩니다. 그러면 자연히 엄마와 태아와의 의사소통은 괴로움으로 나타나 신뢰관계가 깨지게 됩니다. 엄마와 자녀와의 신뢰관계는 육아와 교육의 기본이 되는데, 생명이 잉태되는 초기의 이런 경험(이중적인 생각과 엄마의 속마음)은 후일 서로 원수가 되어 육아의 고통스러움이 되고, 자녀와의 힘든 의사소통의 결과를 초래할 수가 있습니다. 즉 자녀가 태어나면서부터 지닐 수 있는 이상행동 등이 바로 그 예입니다.

자녀가 보이는 특이한 행동이나 감정표현 내지 질병은 엄마에게는 평생토록 가슴에 멍이 될 수도 있습니다. 그러므로 아기가 태어나기 이전에 형성될 수 있는 엄마와 태아 사이의 신뢰구축이 바로 태교의 기본입니다. 저는 이런 종류의 업무를 가장 잘 수행할 수 있는 사람들이 바로 각 종교의 성직자들이라고 봅니다. 성직자들은 고객(?)인 신자들의 자녀에게 펼쳐질 앞으로의 인생을 미리 준비하고 만들어가는 과정에서 조언을 해야 합니다. 정신적으로 충분한 자극, 좋은 자극을 주어서 태아와 엄마 사이의 신뢰를 확립하거나 회복하게 해야 합니다. 성직자라는 사회적인 신분과 종교적인 능력을 십분 발휘하여서 태아에게 축복을 줄 수 있는 단계가 바로 태교시기입니다. 태교는 각 종교의 특색이나 가르침을 잘 구사하여 시도하면 가장 이상적일 것이라고 생각합니다. 그러므로 우리나라의 전통적인 태교가 이제 사찰이나 교회, 성당에서 새롭게 다시 태어났으면 합니다.

뇌과학이 밝혀낸
놀라운
태교 이야기

23. 외국 과학자들의 관심과 연구성과

스님 박사님, 최근에 태교와 관련하여 연구하는 외국인 학자들이 있다고 들었습니다.

박사 네, 있습니다. 인간의 행동과학과 뇌과학에 대한 연구가 많이 이루어져서 세계 곳곳에서 재미있는 연구결과가 속속 나오고 있습니다.

스님 아, 그렇군요. 그러면 연구 영역별로 하나씩 이야기를 해주시면 고맙겠습니다.

박사 네, 그러면 엄마가 태아를 대하는 태도에 대하여 먼저 말씀드릴 게요. 독일의 프랑크푸르트 콘스탄틴 대학에 심리학자 루케시 박사가 있습니다. 그는 2천 명의 여성을 상대로 임신과 출산에 대한 설문연구결과, 태아에게 영향을 주는 가장 큰 요인 중의 하나가 엄마가 태아를 대하는 태도라고 지적하였습니다. 또 오스트리아의 잘츠부르그 대학의 로트만 박사도 동일한 견해를 피력하였습니다. 그는 100여 명의 여성을 상대로 루케시 박사의 방법과 유사한 방법으로 연구를 하였습니다.

대개의 임산부가 겉으로는 임신을 행복하다고 말합니다. 그렇게 하면 남편, 가족, 친구들에게는 좋은 인상을 주겠지만, 실지로 뱃속의 아기는 사정이 다릅니다. 자신이 어머니로부터 귀찮게 여겨지거나 불편한 존재로 취급되거나 심지어는 협박을 받아서 심한 스트레스가 되는 거죠. 이런 종류의 임산부를 이중적인 태도를 갖는 경우라고 할 수 있겠지요. 이런 임산부는 무의식중에 임신 자체를 부정하거나 거부하는 태도를 갖게 되어, 어쩌면 임신 그 자체를 증오할지도 몰라요.

이런 엄마 뱃속에 있는 태아도 역시 심한 갈등을 느끼게 되어 신체 발달이나 성장에 장애를 갖게 될 수가 있습니다. 말하자면 태아가 태어날 때부터 위나 장 등의 소화기관에 문제가 있거나 정신이나 행동장애를 겪게 되는 경우가 있게 되어요.

또 어떤 임산부는 자신의 학창시절이나 지금까지 클래식이나 국악을 전혀 들어본 적도 없고, 음악에 대한 흥미나 관심도 없었는데, 신문이나 TV, 또는 인터넷상에 떠돌아다니는 태교지식 때문에 '국악태교', '모차르트 음악태교'를 억지로 하는 경우가 있어요. 임산부가 음악에 대한 공감이나 느낌이 전혀 없는데, 태아에게 좋다는 말만 듣고 억지로 '음악태교'를 하면 오히려 태아에게 심한 스트레스가 되어 위협이나 협박이 될 가능성이 있습니다.

이처럼 진정한 태교는 임산부의 마음가짐으로부터입니다. 현대를 사는 사람들이 경쟁에서 살아남으려면 상당한 마음수련이 되어 있어야 해요. 임산부도 마음수련이 되어 있지 않으면 태교가 어렵지요. 이중적인 잣대를 가지고 태교를 하거나 일에 임하면 자칫 역효과를 일으킬 수가 있어요. 그러므로 태교나 일에 대한 이해와 자세가 먼저 확립돼 있지 않으면 안 돼요. 이해 없이 태교에 임하면 오히려 임산부인 엄마와 태아와의 갈등관계를 형성할 수가 있지요. 교육을 많이 받은 여성일수록 더욱 그럴 확률이 높습니다.

자고나면 대형사건이 빈번하게 일어나는 소위 '다이나믹 코리아'에서 우리 한국인의 심장은 강심장이어야만 합니다. 매일 엄청난 충격이 몰아치고, 또 치열한 경쟁에서 살아남아야 한다는 강박관념과 그 현실 속에서 우린 뒤떨어지지 않고 살아가야 합니다. 임산부인 예비엄마들도 마찬가지지요. 그러므로 얼마든지 이중적 내지는 다중적인 사고방식을 가질 수 있어요. 즉 겉과 속이 다른 양면을 가지게 된다는 거죠.

그러나 태아들은 그런 이중적 내지 다중적 사고방식의 엄마와 유대감 형성과정 중에 갈등하고 나아가 저항하려고 합니다. 이런 환경 속에서 태어난 아이들은 엄마와 세상에 대해 저항하고픈 마음과 주의력이나 집중력이 결핍된 아이가 되기 쉽다는 거죠.

사람이 태어나서 자라며 사춘기를 거치고 청년이 되고 나아가 평생을 살아가는데 기본적으로 갖추어야 할 것들이 있습니다. 무엇보다 필요한 지식과 상식을 습득하고, 경험과 학습을 통해 자기만의 새로운 삶의 방법과 신념체계를 가져야만 합니다. 이런 일련의 습득과 형성을 위한 활동의 필수는 인지, 즉 기억과정이지요.

사람의 뇌 안에서 기억을 하는 부위는 해마이며, 기억을 하려면 뇌 정보처리의 '전 처리 과정'으로 반드시 이 '주의집중'을 먼저 해야만 합니다. 주의집중이 제대로 이루어지지 않으면 그 다음에 일어나는 정보를 저장하는 기억과정을 원활하게 할 수가 없게 됩니다. 따라서 주의집중이 되지 않는 산만한 어린이의 성적은 낮을 수밖에 없게 됩니다. 드물게 주의력 결핍아 중에는 천재일 경우도 있지만 그건 극히 예외적인 일입니다. 주의집중이 결핍인 대부분의 경우는 낮은 수준의 인지활동밖에 수행할 수 없게 됩니다.

우리나라와 같이 무척 경쟁적인 학교생활을 강요하는 사회에서는 아이들이 얼마나 괴롭겠습니까. 아이 당사자나 부모가 겪는 고통은 말할 수 없이 심할 것입니다. 창의성 내지는 창조행의 초기에는 적절한 기억과 학습과정을 먼저 요구하지요. 스님들이 예불을 하거나 경전 공부를 하려면 먼저 기본적으로 한문공부를 하고 암기하는 행위를 거친 후에야 암기하듯이 말입니다. 그래야 부처님의 뜻을 글자 속에서 깊이깊이 음미하고 찾아들어갈 수 있을 테니까요. 그러므로 엄마가 태아에게 쏟는 관심인 사랑, 즉 엄마가 태아를 대하는 배려는 아이의 뇌를 부드럽게 어루만져주는 것입니다. 그것은 엄마의 사랑이 태아의 학습을 원활하게 해주는 원동력이라는 말이지요.

스님 그러면 박사님, 우리들 일상생활에서 자칫 이중적 사고를 가질 수밖에 없는 경우가 많고, 특히 임산부들의 경우 태아들에게 어떻게 해야 이중적 사고를 벗어나게 할 수 있을까요?

박사 저도 이 점에 대해 오랫동안 생각해 보고 고민했습니다. 나름의 결론은, 먼저 엄마와 태아 사이의 대화채널을 확보하는 것입니다. 상황에 따라서 엄마가 태아에게 그렇게 행동할 수밖에 없는 이유를 설명해주고 고백하면 태아도 충분히 공감한다고 봅니다. 어떤 일이라도 엄마와 태아가 공감할 수 있고, 엄마와 태아가 같은 감정을 솔직히 교류하면 오히려 태아는 상당히 품격이 높은 성질을 형성한다고 봅니다. 그러니까 태아를 아무것도 모른다고 여기지 말고 한 사람의 인격체로 진실하게 대하라는 말입니다. 비록 태아와의 관계라고 해도 오직 진실만이 통하고 이해되고 용서되는 길임을 말하고 싶습니다. 시끄럽고 번잡한 속세를 벗어나 호젓한 암자에서 인간생명에 대한 이해와 관심이 깊은 스님들이 임산부와 남편을 만나 생명교육인 태교를 행한다면 참으로 좋은 세상, 훌륭한 나라를 이루리라 믿습니다.

뇌과학이 밝혀낸
놀라운
태교 이야기

24. 인간의 지능이란 무엇인가

스님 박사님의 말씀을 들으면서 문득 느낀 바인데, 우리들 출가자가 마음수련을 열심히 하여 맑은 표정 밝은 얼굴만 되어도 세상에 기여가 되겠네요. 또한 태교의 스승 역할까지 한다면 더할 나위 없는 밥값이 되겠습니다. 우린 그동안 세상의 시주물로 살았는데 밥값을 한다는 것이 얼마나 절실하고 떳떳한 일입니까. 밥값을 하기 위해서라도 더욱 열심히 박사님의 말씀을 듣겠습니다.

인간 뇌기능의 표현인 지능이란 구체적으로 무엇입니까? 또 그런 지능에는 어떤 것이 있고 어떻게 그것을 측정할 수 있을까요.

박사 인간의 정신능력 차이를 처음으로 분석한 사람은 영국의 과학자 갈톤경Sir Frances Galton입니다. 그는 지능이 유전된다는 사실을 알았고, 반응시간이나 오감의 발달정도 및 수준이 학교에서의 공부성적과도 관련되어 있음을 확신하였습니다.

프랑스 정부는 심리학자인 비네Binet에게 요청하여 어떤 학생들이 공부하기가 어려운가를 연구하도록 했습니다. 비네는 곧 지능테스트 개발에 착수하였습니다. 비네와 시몬Simon은 공동으로 지식, 기억, 추리, 어휘, 문제해결력 등을 다룬 지능테스트를 마침내 개발했습니다. 결과 갈톤의 지각테스트보다 훨씬 더 정확하게 학생의 학업 성공가능성을 예측할 수가 있었어요.

모든 어린이들은 똑같은 패턴의 성장발달과정을 밟지만 발달속도는 사람마다 다르다고 가정하여, 비네와 시몬은 정신연령이라는 개념을 새로 만들었습니다. 비네의 지능테스트는 당시 프랑스에서는 널리 사용되지는 않았습니다. 후에 고다드Goddard 교장이 그것을 미국으로 가지고 가서 영어로 번역하여 정신박약아들의 지능을 평가하는데 사용하였고, 미국의 심리학자인 터먼Terman이 그 테스트를 적절하게 수정하여 어른들을 포함한 모든 연령층의 사람들에게 적용하여 '스탠포드-비네' 검사법을 만들었습니다. 터먼은 시험자의 능력을 정신연령이란 값으로 환산하는 대신에 점수로 변환하여 그것을 IQ라 명명하였습니다. 즉 정신연령을 실제 나이로 나눈 값에다 곱하기 100을 한 것이 바로 IQ였습니다.

만일 여덟 살의 아동이 지능지수 문제를 보고 열두 살의 아동들이 보이는 결과를 보였다면 IQ가 $12/8 \times 100 = 150$이 됩니다. 반면에 열두 살의 아동이 여덟 살의 아동이 내는 결과를 보였다면 그 경우 $8/12 \times 100 = 66$입니다. 이 공식은 어린이나 사춘기의 학생들에게 있어서는 비교적 좋은 결과를 냈지만 성인의 경우에는 그렇지가 못하였습니다.

이런 지능검사는 과거 2차 세계대전 당시에 군인들의 특기에 따른 소속병과를 분류하는 표준화 검사에는 유리한 입장을 보였습니다. 특히 산업사회에서의 인간능력을 평가하는 면에서는 매우 괄목한 성과를 보였지요. 학생들의 상급학교 진학을 컨설팅 할 때에 참고자료로 사용하기도 합니다.

그러나 후기산업사회로 발전된 2000년대인 오늘날에는 지식집약적인 산업으로 사회가 구조개편이 되는 중입니다. 이 시기엔 더 이상 이런 지능검사로는 충분하지 않기 때문에 새로운 대안인 다중지능이론, 성공지능이론 등이 대두되고 있는 실정입니다. 이런 추세에 따른 새로운 인재양성 내지는 인재발굴과 그 육성법을 인지하고 제2세, 제3세 교육을 위한 준비를 하여야만 합니다.

따라서 인간을 주 고객으로 삼아 비즈니스를 하는 각 종교의 성직자들도 시대의 변천을 얼른 깨달아야 합니다. 거기서 자신들이 해야 할 일을 찾아야 인류사회의 진보에 뒤떨어지지 않고, 앞에서 정신을 이끌어 가는 본래의 역할을 할 수 있고, 성직의 역할이 소멸되지 않고 살아남아 인류문명의 발전에 기여한다고 봅니다.

스님 매우 옳은 지적입니다. 우리 불교에서는 윤회나 환생에 대한 신념 체계가 불교신앙이기 때문에 박사님의 말씀에 전적으로 공감, 공명합니다. 아직 세상에 오지 않은 영혼(이 말은 아마 기독교적인 표현일 겁니다. 불교적으로는 識인데 살아있는 사람과 구분하고, 또 육신을 벗은 식이 더 신령스럽기에 靈識이라고 말해야 합니다.)을 다시 인간으로 태어날 것을 청합니다.

불교에서는 예부터 젊은 남녀가 결혼하여 자식이 없을 경우, 절에 가서 100일 기도를 했습니다. 이는 영식과 예비부모와의 인연을 맺으려는 시도입니다. 이런 시도에는 반드시 전제되어야 하는 점이 있어요. 윤회나 환생을 믿어야만 가능하다는 점입니다. 물론 이런 점은 우리가 말하는 태교 이전의 일이지요.

박사님께서 말씀하신 대로 이제 우리 전문 종교인들은 다시 올 영혼, 또는 다시 올 영식을 위하여 무슨 일을 어떻게 해야 할까 깊이 생각해보아야 한다고 봅니다. 이미 돌아가신 부모나 조상을 위한 영혼의 안식기도만이 아니라 앞으로 이 세상에 올 '영혼, 영식'들의 안착을 위한 준비와 축복, 그들의 바른 성장을 예비하여 주선하고, 충분히 좋은 환경을 배려해 줄 수 있도록 이해를 높여주어야 한다고 봅니다. 그러기 위해서 예비부모에 대해 인간생명에 대한 바른 이해의 교육을 시켜서 아기를 잉태하도록 해야 할 겁니다.

난자와 정자가 수정되기 전에 우수하고 뛰어난 '영혼, 영식'들을 예비부부들이 환대해 맞이할 수 있는 마음이 되어야 하고, 뱃속에서 있는 동안 태교를 잘 해야 하며, 출생 이후 성공적인 교육을 시켜나가야 합니다. 이런 일련의 전 과정에 소홀함이 없어야 사람에 대한 진정한 대접이 되고 또한 그 당사자는 충분히 보은할 겁니다. 우리의 국민성을 함양하는 국가정신이나 국민철학은 이런 긴 과정을 통해서 형성되고, 나아가 그것은 인류사회에서 혁신적인 변화를 불러올 겁니다. 소위 국제사회에서 인재로 경쟁력이 생기는 겁니다. 이런 일에 대해 국민 각자는 중요성을 인식하고, 특히 각 종교에서는 자신들의 가르침과 거기에 따르는 신앙을 바탕으로 하여 그 점을 실현해야 하겠지요. 바로 이것이 미래 사회에 기여하는 전문종교인들의 또 하나의 역할이 될 거라고 봅니다.

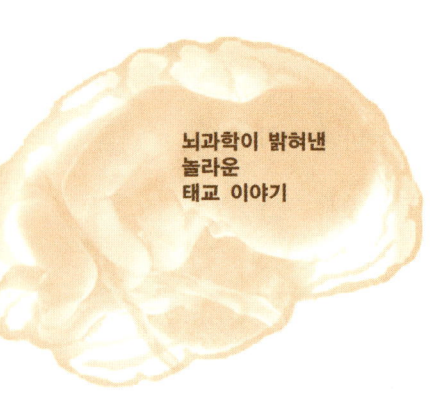

뇌과학이 밝혀낸
놀라운
태교 이야기

25. 다중지능이론

스님 제가 긴 설명을 했습니다만 박사님께서 먼저 말씀하셨기 때문에 가능한 일이었습니다. 이런 종교적인 수준을 거론한다는 것은 과학자로서는 대단히 획기적인 제안이세요. 아마 이 글을 읽는 독자들이 깜짝 놀랄 것입니다. 저도 학부 때에는 심리학을 공부한 적이 있습니다. 박사님께서도 미국 하버드 대학의 가드너박사가 제안한 다중지능이론에 대해 앞에서 여러 번 피력했습니다. 이에 대해 예를 인용하여 자세하게 설명해 주세요.

박사 예, 스님. 하버드 대학의 가드너교수는 프로젝트 제로라는 연구를 기반으로 비범함 또는 영재를 특징짓는 요소를 이론화하는 체계를 만들었습니다. 그는 세계대전을 치르면서 소집된 군인들의 적성과 능력에 따라서 적절한 부대배치를 결정하는데 사용한 IQ의 권좌를 과감하게 버려야 한다고 주장하였습니다. 그는 오히려 새로운 시대의 인력자원을 분류할 수 있는 다양한 잣대가 필요하다고 역설했습니다.

프로젝트 제로는 인문과학, 사회과학, 자연과학, 예술 등 전 영역에서 개인, 기업이나 공공단체에서 어떻게 학습, 사고하여야 창의적인 결과를 도출해 낼 수 있는가를 면밀히 관찰하고 분석하는 연구과제였습니다. 그는 오래전에 예술분야에 매우 뛰어난 재능을 가진 아이들과 뇌졸중으로 뇌기능의 손상을 입은 어른들을 대상으로 지능에 대한 심리학적 연구도 했습니다. 그는 뇌기능의 과잉과 결핍이 인간의 조화로운 형태의 습관 내지는 행동을 결정해줌을 알아내었습니다. 인문, 자연, 사회, 예술 분야에서 크게 성공한 사람들의 이력을 분석하고 그들의 인지발달과 학습과정을 연구하였지요. 그들이 어떻게 학습, 사고하여 창의적인 결과를 도출하는가의 그 양태를 분석하였던 것입니다. 수십 년의 연구 결과물을 토대로 창의적 사고 및 비판적 사고를 조망하고 새로운 학습의 구조를 제시하여 궁극적으로 다중지능이론을 이끌어냈습니다. 이런 그에 대해서 먼저 살펴보겠습니다.

그는 히틀러의 강압과 폭력을 피해 1938년 11월 9일 미국 펜실베니아주의 스크랜턴으로 이민을 온 유대계 유럽인 가정에서 1943년에 태어났습니다. 그런 그에게는 두 가지 큰 사건이 그의 유년기 삶에 그림자처럼 드리워져 있었습니다.

첫 번째는 홀로코스트였습니다. 나치 폭력의 여느 희생자처럼 그의 부모들은 홀로코스트에 대하여는 입도 뻥긋하지 않았습니다. 다행히 구사일생으로 탈출하여 죽임을 모면했던 사람들, 그 캠프에서 간신히 살아남은 친척들, 그리고 불운하게 탈출하지 못했던 사람들, 그들에 대하여 그가 들었던 이야기로부터 왜 자신의 부모들이 그런 태도를 취할 수밖에 없었던가 이유를 이해할 수 있었습니다. 그의 아버지는 많은 친척들을 이끌고 미국으로 도피하여 좁은 집에서 같이 기거하며 오랫동안 함께 살았습니다.

두 번째 사건은 1935년에 태어난 형 에릭의 죽음이었습니다. 형이 미국에 도착했을 때는 영어를 한마디도 못했지만 조숙한 학생이었습니다. 그런 형이 우연히 사고를 당하여 죽었습니다. 그 무렵 그의 엄마는 그를 임신하고 있었습니다. 그의 부모들은 마치 모든 것을 다 잃어버린 것 같은 느낌을 가졌습니다. 수년이 지난 후, 엄마가 그를 뱃속에 가지지 않았더라면 아버지와 자살했을 거라고 얼핏 이야기해 주었습니다.

그러나 끝끝내 그의 부모님은 형에 대하여 한 마디도 하지 않았습니다. 그런 말을 할 수가 없었을 겁니다. 그는 자라면서 형의 사진을 바라보고는 누구인가 궁금했고, 이웃에 사는 사람인가 친척인가 생각하기도 했었습니다. 그런 정신적 고통을 겪으면서 보낸 그의 유년시절은 그의 정신세계에 큰 영향을 끼치게 되었습니다.

그는 태어날 때부터 지독한 색맹과 약시여서 상대방의 얼굴을 거의 알아보지 못할 정도로 두꺼운 안경에 의지하여 살았습니다. 그는 책 읽기를 좋아하고 모든 것에 호기심을 가지고 있었습니다. 글 쓰는 것을 무척 좋아해서 집안과 학교에서 자칭 기자 역할을 하며 신문을 발간하기도 하였습니다. 다소 늦은 나이에 피아노를 시작했지만 재능이 매우 뛰어나 청춘기까지 피아니스트로 살고자 했습니다. 중, 고등학교 시절에는 수학이나 과학을 잘했지만 한 번도 풀숲을 뒤지면서 벌레를 잡거나 라디오나 자동차를 분해해 다시 조립하는 등의 활동은 하지 않았습니다. 그는 역사, 문학, 예술에 더 관심이 많았습니다. 1961년 9월 하버드에 입학했을 때, 그의 인생은 송두리째 바뀌기 시작했지요. 그는 하버드를 사랑했으며 다른 학생들보다 훨씬 더 많은 강좌를 신청하여 수강했습니다. 예를 들면 중국페인팅으로부터 경제사에 이르기까지 수많은 과목을 택하여 자신의 지적발달을 도모하게 되었습니다.

그는 역사학 전공학도로서 역사공부를 하다 보니 순수역사학보다는 경험에 바탕을 둔 사회과학 쪽에 깊은 관심을 기울이게 되었습니다. 그 자신의 드넓은 호기심의 바다로 항해하게 되었지요. 그는 대학 3, 4학년 때, 멘토였던 심리분석가 에릭슨에 깊은 영향을 받고 심리학, 사회학,

고고인류학 등의 융합분야에 관심을 가지게 되었습니다. 그렇시만 법학이나 의학 분야에는 전혀 관심이 없었고, 에릭슨을 따라서 임상심리학에 매료되었습니다. 그는 피아제를 읽고 발달심리학에 심취하였고, 경제학부에서 철학과 사회학분야를 거친 후에 하버드 대학원에 들어갔습니다. 1967년에 프로젝트 제로라는 연구그룹을 창시한 굿멘Goodman 교수를 알게 되었지요. 1972부터 2000년까지 퍼킨스Perkins와 그는 연구 센터장으로서의 역할을 하였습니다.

21세기 초, 전 세계가 새로운 성장 동력이 없어서 고민하는 이 시대, 아마도 인류는 제2의 르네상스를 꾀하여야 모두의 삶이 더욱 풍요로워지리라 생각합니다. 이런 때에 미래의 성공을 이끌도록 도와줄 수 있는 대안이 될지 모르는 다중지능이론에는 언어지능, 논리수학지능의 영역뿐만 아니라 공간지능, 음악지능, 신체운동지능, 대인지능, 내면지능 등이 포함되어 있습니다. 앞에서 열거되어 있는 종합된 지능을 갖추어야 한 인간이 나이가 들면서 주변의 상황과 올바르게 대처하면서 바람직하거나 성공적인 삶을 영위해 나갈 수 있을 겁니다.

70~80세까지, 또는 그 이상 살아야 하는 요즈음 인간의 삶에는 태어나면서 죽을 때까지 평생교육이 필요하며, 또 인생의 고비마다 적절하게 조언해줄 스승이나 멘토를 만나야만 합니다. 어느 한 분야에 대한 지능이 뛰어날 경우에는 그 분야의 천재가 될 수 있지만 그 숫자는 매우

소수일 겁니다. 또한 그것이 다른 여타의 지능을 끌어올리는 것은 아닐 것입니다. 한 분야의 천재가 다른 분야에서는 평균 이하의 능력을 발휘하는 경우를 볼 수 있기 때문입니다. 그럼 영역별로 다중지능이론을 하나씩 살펴보도록 하겠습니다. 먼저 언어지능이론입니다.

언어지능은 단어를 말이나 글로 효과적으로 구사하는 능력과 언어의 실용적 영역을 조작하는 능력입니다. 국어나 영어를 비롯한 외국어 능력 등이 대표적인 예입니다. 언어를 통한 커뮤니케이션은 일상생활의 기본적인 의사소통 형태이므로, 전공에 관계없이 자연스럽게 언어지능을 계발하는 것이 대단히 중요합니다. 직장생활, 결혼생활, 사회생활에서 기왕이면 말도 잘하고 재미있는 이야기도 해주는 사람이 매력 있고 인기가 높고 남을 훨씬 즐겁게 해 줍니다.

이렇게 중요한 언어지능을 어릴 때부터 계발해 주면 아이의 성공에 큰 도움이 될 것입니다. 우리 사회에 1950년대, 1960년대에 번창한 과외학원으로는 단연 웅변학원을 들 수 있겠지요. 그 시대에 깨어 있었던 엄마들은 자식들에게 어렸을 때부터 웅변을 가르쳤습니다. 벌써 그 시대에 남을 설득하고 이끌어 나가는데 필요한 능력이 웅변이라고 생각했던 거죠. 이런 언어영역의 분야에서 우리나라의 손꼽는 인재는 안창호, 이승만, 김영삼, 김대중 등등일 겁니다. 요즘 세계의 대통령이라고 하는 반기문 UN사무총장도 어린시절부터 부단히 언어지능을 향상시킨 인

불이지요. 또 역사적으로 연암 박지원 같은 분도 있습니다. 여기서 연암에 대해 한 번 살펴보지요.

연암 박지원은 1737년 서울에서 태어났습니다. 그의 집안은 학자와 고관을 많이 배출한 대대로 명문집안이었습니다. 그러나 그는 부모를 일찍 여읜 탓으로 할아버지 할머니에 의해 양육되었습니다. 할아버지 박필균은 정치색으로는 노론이었지만, 당쟁을 몹시 싫어하여 어느 편도 들지 않았기에 매우 가난하게 살았습니다. 그런 할아버지의 가르침으로 성장한 연암은 1752년 16세 때, 이보천의 딸과 결혼했습니다. 장인은 비록 벼슬에는 나가지 않았지만 학식이 높고 성품이 비범한 선비였습니다. 장인은 그의 아우 이양천에게 부탁하여 사위인 연암에게 학문을 가르치게 하였습니다. 연암은 처삼촌인 이양천에게 역사를 배웠고, 문장 쓰는 법을 배웠습니다. 1760년 할아버지가 돌아가시자 연암의 생활은 더욱 어려워졌습니다. 그 후, 과거에 응시했으나 그만 떨어지고 말았습니다. 그로부터 과거에는 더 이상 뜻을 두지 않고 오로지 학문연찬과 저술에만 전념하였습니다. 그때, 박제가, 이서구, 유득공 등과 학문적 교류를 가지기 시작했고, 당대 최고의 학자들인 홍대용, 이덕무 등과도 자주 토론을 하였습니다.

그가 자원하여 청나라에 다녀온 것은 홍대용의 영향 때문이었습니다. 홍대용은 그에게 자신의 중국여행담을 들려주면서 그곳의 산업과 과학, 그리고 신학문에 대한 호기심을 잔뜩 자극시켰습니다. 연암이 쓴 『열하일기』는 1780년 6월 24일 압록강을 건너는 장면으로 시작됩니다. 이어서 요동과 산해관을 거쳐 북경으로 가고, 거기서 다시 청나라 황제의 피서지인 열하에 도착하였다가 북경으로 되돌아가는 8월 20일까지, 약 두 달 동안의 여행체험을 날짜별로 기록하고 있습니다. 사이사이 특별한 내용은 별도항목을 만들어 덧붙여 놓았습니다.

이 책으로 인하여 그의 명성이 선비들의 입에 오르내리기도 하였으나 다른 한편으로는 비판을 받기도 했습니다. 그는 1786년(정조 10년) 50세에 음서로 선공관 감역에 제수되면서 녹봉을 받는 관리가 됩니다. 1789년에는 평시서 주부, 1791년에는 한성부 판관, 이듬해에는 안의현감, 1797년에는 면천군수, 그리고 1800년에 양양부사를 끝으로 관직에서 물러났습니다. 그리고 1805년 69세에 세상을 떠났습니다.

조선조 후기, 연암의 북학사상은 비록 청나라와는 적대적 감정이 다소 쌓여 있긴 하지만 신기술이 바탕이 된 청의 문명이 우리의 현실생활을 풍요롭게 한다면 과감하게 받아들여야 한다는 내용을 골자로 하고 있습니다. 또한 청이 조선에 대해 가지고 있는 잘못된 인식을 비판하면서 그 개선책을 제시하고 있기도 합니다. 역대 중국인들이 우리 민족에 대한 왜곡된 시각을 바로잡는 방법을 서술하기도 했습니다. 이 같은 그의 현실주의적인 사상은 노론들에 의해 많은 비판을 받기도 했지만, 젊은 선비들에 의해 긍정적으로 수용되어 북학파를 형성하는 중심사상이 되었습니다.

이와 같은 연암의 개혁사상은 연암문집에 수록되어 있는 『허생전』, 『양반전』 등의 소설 속에 잘 용해되어 당대와 후대 학자들에게 막대한 영향을 끼쳤습니다. 이 소설들은 대개 시대상을 풍자하면서 새로운 시대에 접근하는 방법을 제시하고 있는데, 『양반전』에서는 조선의 봉건사회 와해와 그 속에서 기득권을 주장하며 군림하는 사대부 계층이 처한 현실과 한계점을 잘 지적하고 있고, 『허생전』에서는 허위적 북벌론을 배격하면서 중상주의적 사상을 통해 이상향을 추구하고 있습니다.

그의 문집이 처음 출간된 것은 그가 죽은 지 거의 1백 년이 된 1900년이었습니다. 손자 박규수가 우의정을 지낸 인물이었지만, 문집의 내용이 불온하다는 이유로 연암문집은 그때까지 간행되지 못하다가, 20세기 벽두에 김만식을 비롯한 23인의 학자들에 의해 겨우 세상에 그 모습을 드러낼 수 있었지요.

연암은 앞에서 본 대로 명문가의 후손으로 태어나 과거에 뜻을 두지 않고, 한평생 학문에만 몰두했지요. 그는 황해도 연암협에 은거하여 있던 중, 뜻밖에 청나라를 여행할 수 있는 기회를 만난 겁니다. 그때 기록한 그의 견문이 열하일기이고, 그 책에는 청나라의 발달된 문물을 받아들여 낙후된 조선사회를 개혁하자는 것으로, 그의 생각과 함께 많은 일화를 예화로 담았습니다. 참신한 문체와 독특한 수법으로 쓴 『열하일기』는 전체 26권 10책이나 되는 매우 방대한 양입니다. 그만큼 여느 일기나 기행문과는 매우 다른 모습을 보여주고 있습니다. 연암은 청나라 황제의 칠순을 축하하기 위해 사신으로 가는 팔촌형을 따라 청나라 황제의 피서지인 열하와 북중국, 남만주 일대를 두루 돌아보게 되었습니다.

이런 훌륭한 책을 만드는 데에는 연암의 기록습관에다 박학다식함이 더해졌고, 또 무엇이든 예사로 보지 않는 뛰어난 관찰력이 크게 작용했지요. 게다가 사실 연암은 팔촌 형 덕분에 사신 일행에 끼어들기는 했지만 특별히 공적인 임무가 없었기 때문에 한가하게 자신의 기록에 열중할 수 있었으니, 기행문을 쓰기에는 더욱 안성맞춤이었을 것입니다.

연암과 함께 중국에 갔던 사신 일행은 280여 명이었다고 합니다. 요즘처럼 교통이 발달하지 않았을 때에 그 정도의 인원이 중국을 다녀온다는 것은 생각만 해도 끔찍한 일이지요.

그가 살았던 18세기 조선에는 중국의 한나라, 당나라의 아름다운 문체를 모방하고 그것과 유사하게 쓰려는 철 지난 풍조가 휩쓸고 있었습니다. 그러나 그는 옛사람의 글을 흉내 낸다든가, 고법에 구애된다든가 해서는 글에 생명력이 없다는 것을 강조하고, 당대의 진실을 거론하여 현실 문제를 내세우려면 다소 쌍스럽거나 저속한 말도 버릴 수 없다고 했을 정도지요. 방언을 문자로 옮기고, 민요를 운율에 맞추기만 하면 자연히 문장이 이루어진다고 했어요. 그러므로 답습을 일삼지 말고, 있는 그대로의 상태에서 무엇이든지 자연스럽게 표현하자고 했어요. 복고적 사고방식과 결별하자는 주장을 명확하게 나타냈습니다. 훌륭한 문학을 한다는 것은 작가가 살아가고 있는 당대의 현실을 그 당대의 언어로 진실되게 표현하는 것이라고 그는 생각했습니다.

그의 소설도 대개 풍자적·사실주의적 성격을 갖고 있습니다. 시대는 변화하고 있는데 그 흐름에 발맞추지 못하는 사오정 같은 위정자나 학자들을 비판적으로 바라보았던 연암은 그들을 혼쭐낼 수 있는 방법으로 풍자를 선택한 것입니다. 그의 소설에 등장하는 많은 사회 지도층 인사들이 풍자의 통침을 그대로 얻어맞고 주저앉는 우스운 꼴을 보여주게 됩니다. 이렇듯 연암은 사회를 개혁하고자 하는 굳센 자신의 의지를 언어지능에 녹여서 마음껏 발산시켰습니다.

연암이 꿈꾸었으나 이루지 못한 그의 생각과 가풍이 그대로 손자 박규수에게 넘어와 조선시대 말기의 개화사상으로 꽃을 피게 만들었습니다. 박규수는 신사유람단을 통해 청과 일본과 교류하여 서양문물에 일찍부터 깨어 있었습니다. 그런 그의 문하에는 김옥균, 서재필, 박영효 등 기라성 같은 인물들이 있으며, 그들에 의해 개화사상이 싹텄고 갑신정변이 일어났습니다. 꺼져가는 조선의 등불을 다시 활활 타오를 수 있도록 스스로 불쏘시개가 된 사람이 연암 박지원입니다.

한문은 한글과 달리 뜻이 포함되어 있는 글자입니다. 이런 글과 문학을 연암은 어렸을 때부터 익혀 자기의 생각과 삶에 푹 배어 있었습니다. 연암의 높은 기상과 맑은 호연지기는 긴 인생의 여행을 준비해야 하는 오늘의 우리 10대 청소년들이 가졌으면 하는 조상의 바른 정신입니다. 연암이 가지고 있었던 언어지능은 당시의 국가발전과 현재의 후손에게도 많은 기여가 되고 있지요.

가끔 컴퓨터의 스파이더 놀이에 빠져있는 저는 머리로 씨름을 하면서 카드를 이리 저리로 움직이다보면 이런 생각이 납니다. 카드를 이리저리 움직이며 해법을 고민하는 행동은, 문제가 풀리지 않을 때마다 곰곰 생각하게 합니다. 그럴 땐 뉴욕의 비 오는 길을 왔다갔다 방황하거나, 지하철을 타고 여기저기 기웃거리기도 했던 것이 연상됩니다. 큰 어려움을 만났을 때, 힘이 있는 멘토를 만나는 순간 어려웠던 문제들이 슬며시 풀리듯이, 스파이더 놀이에서도 카드를 이리저리 움직이다가 한 카드를 만나는 순간 복잡했던 문제가 스르르 풀리면서 기쁨과 희열을 느끼게 됩니다.

다른 사람과 생각을 교류하면서 이런 희열과 기쁨을 느끼려면 제일 먼저 등장하는 것이 의사소통인데, 이 바탕이 바로 언어입니다. 모국어는 물론 다른 문화권의 사람을 이해하고 의사소통을 제대로 하려면 외국어가 등장하고, 외국어를 능숙하게 잘해야 합니다. 다른 사람과 무조건 의사소통을 하면 거기에서 많은 부가가치가 술술 나옵니다. 이런 언어지능을 갖춘 능력의 소유자에게는 부가가치인 부富가 따르게 되며, 이런 과정을 통해 직업과 일자리가 속속 나옵니다.

예로부터 역관의 집안은 그 시대가 불경기이든 호경기이든 상관하지 않고 안정되게 살았습니다. 그리고 당파싸움이나 국내의 정치적인 소용돌이에도 휘말리지 않고, 사회변화의 큰 영향으로 집안의 흥망성쇠를 겪지도 않고, 무난하고 무리 없이 대대로 이어온 가풍을 유지하며 언어지능의 발휘인 역관의 본분을 다합니다. 중국을 왕래하거나 일본을 오가며 오로지 직분에 충실하며 편히 살았던 것입니다. 언어지능이 뛰어난 사람들의 삶이었습니다.

오늘의 우리들은 아들딸들에게 어떤 삶을 권유하겠습니까. 한때는 엄청나게 잘 살다가 어느 날 갑자기 크게 실패하여 빈곤의 구렁텅이에 빠져드는 기복어린 삶을 권유할까요, 눈부신 발전은 없어도 서서히 인생의 종착역까지 발전에 발전을 거듭하며 착실하게 성장하는 안정된 삶을 권유할까요.

자, 보십시오! 뼈저리게 어려운 고통과 시련, 그리고 전쟁을 겪은 나라에서는 노벨문학상 수상자가 반드시 출현한다는 말이 있습니다. 그렇지만 그런 고통을 겪은 우리 민족에게는 아직까지 노벨문학상 수상자가 없습니다. 그 이유는 우리 여성들과 자식 사이의 정감어린 의사소통이 없어서 그러했다고 봅니다.

우리가 굶주릴 때에는 삶이 전쟁이었기 때문에 그럴 시간이 없었고, 그 전에는 선조들의 혼이 깃들고 열성어린 여성교육이 아예 없었었지요. 이것은 바로 태아 및 자녀교육에 대단히 소홀했다는 말이 됩니다.

그것은 바로 우리들 자녀에게 혼이 깃든 대화나 의사소통이 부족했고, 그로 인해 자녀들의 능력부족과 발달미숙을 초래한 것입니다. 여성들, 어머니들의 언어지능은 바로 자녀의 언어지능으로 이어진다는 사실을 우린 꼭 명심해야 합니다.

여섯 자녀 모두를 하버드 대학과 예일 대학에 입학시킨 전혜성 여사의 이메일을 통한 의사소통이야말로 훌륭한 자녀교육을 위한 언어지능의 모델이라고 봅니다.

논리수학지능은 수를 효과적으로 사용하는 능력과 추론을 잘하는 능력입니다. 이 지능은 다중지능이론이 출현하기 전 교육학자들과 학부모들이 가장 중요하게 생각했던 분야였습니다. 논리적 문제나 수학, 과학 문제들을 풀어가는 과정에 관한 능력으로 논리수학지능이 높은 사람은 논리적 과정에 대한 문제를 빨리 해결하고, 추론을 잘 이끌어내며, 체계적이고 과학적인 방법을 통해 문제를 쉽게 파악합니다.

아인슈타인이나 유명한 과학자들이 논리수학지능이 강한 대표적인 사례들입니다. 그 가운데 노벨물리학상 수상자인 리처드 파인만 교수를 논리수학지능의 대표자로 살펴보겠습니다. 그는 어렸을 때, 친구들로부터 사이코 천재라는 별명을 가졌었습니다. 어린시절에는 라디오를 끼고 놀았어요. 그는 전선, 저항기, 광석, 축전기 등의 부품을 이용하여 광석 수신기를 조립한 다음, 벼룩시장에 가서 커다란 이어폰을 사다 붙이고는 침대보 속에서 라디오를 듣다가 잠이 들기도 했지요. 기상조건이 좋은 날에는 텍사스 주 웨이코의 방송국에서 쏘는 전파도 파인만이 사는 뉴욕에서 들었어요.

그는 동네를 돌아다니며 진공관, 낡은 축전기, 변압기, 코일, 스위치 등을 수집했어요. 포드자동차에서 떼어낸 폐품 코일로는 눈부신 불꽃을 일으키기도 했고, 쓰고 남은 가변저항을 구하여 전기를 흘려보면 악취를 내며 타버렸지요. 2층 창밖으로 그것을 내밀자, 뒤뜰 잔디밭으로 재가 떨어지기도 했어요. 그의 어머니가 아래층에서 친구들과 카드게임을 할 때, 코를 찌르는 냄새가 나면, 아들이 구두약 실험에 실패하여 불이 꺼지라고 철제 쓰레기통을 창밖으로 붙들고 있다는 것을 알았지요. 파인만은 구두약을 녹여서 자신의 실험실을 칠할 흑색 페인트로 쓸 생각이었습니다. 여기서 말한 실험실은 대충 냉장고 크기 정도인 2층 자기 방에 세워둔 나무 상자였어요. 그 상자 속에는 직렬과 병렬로 전깃줄을 연결한 각종 스위치와 전등이 나사로 고정되어 있었습니다. 아홉 살 아래인 여동생은 조수가 되어 열심히 그의 실험을 도와주었습니다. 오빠의 친구들 앞에서 볼거리를 만들려고, 불꽃 간격 사이에 손가락을 집어넣고 약한 감전을 참아내는 일도 여동생 조수의 역할이었지요.

아이들은 궁금증이 많습니다. 알쏭달쏭한 우주를 탐색하며 주변이 궁금하여 빈둥거리고, 잘 되든 못 되든 온갖 실험을 하는 것은 영락없이 타고난 과학자지요. 특히 심리학자들은 아이들을 그렇게 생각했습니다.

아이들과 과학자들의 세상에 대한 태도는 같습니다.

'이렇게 해보면 어떻게 될까?' 이것은 놀이를 하는 어린이의 표어이며, 과학자들의 키워드입니다. 아이들은 관찰자이자 분석가이며 분류자로서, 자신의 연속적인 지적혁명을 거쳐 정신적인 삶을 건설하고, 이론을 구축해 놓고도 그것이 더 이상 맞지 않으면 재빨리 내동댕이쳐 버립니다. 낯선 것과 이상한 것 등은 모든 아이들과 과학자들의 영토이지요. 파인만은 어린시절, 자기 방을 조직화한 과학의 부속물과 그 체계로 채우면서 그의 뇌에 논리수학지능의 세계를 차곡차곡 심어나갔습니다.

파인만은 자신이 다닌 39공립학교라는 초등학교가 망신스러울 정도로 열악한 학교라고 생각했습니다. 처음에는 집에서 더 많이 배웠는데, 주로 백과사전을 보고 익히는 때가 많았습니다. 간단한 대수를 혼자 공부하고 나서 미지수가 넷이고 식도 넷인 연립방정식을 정연하게 풀어 산수선생님에게 보여주었습니다. 그녀는 매우 감탄했지만 이해하지를 못해서 교장선생님에게 들고 가서 답이 맞는지 확인하기도 했습니다. 그는 초등학교 시절, 과학 선생님과도 많은 논쟁을 했습니다. 그때부터 자신의 생각이 옳다는 것에 의심을 품지 않았습니다. 집에서는 아버지가 햇빛에서 식물로, 근육으로, 태엽 장난감의 용수철에 저장된 역학적 일의 형태로, 일상생활에서 돌고 도는 에너지의 흐름이 얼마나 아름다운지를 파인만에게 들려주었습니다.

한편 고등학교를 다닐 때에는 여러 가지 수학, 과학경시대회에 참석하기 위해 특수반에 들어가서 준비를 했습니다. 물리학 문제를 풀 때는 보통 미적분학을 사용했어요. 그러나 고교를 다닐 때는 대부분의 학생들이 수학을 충분히 배우지 못해서 미적분학 등, 고등수학에 익숙하지 못한 경우가 많습니다. 따라서 고교생들의 물리학 문제풀이과정에는 많은 직관을 필요로 합니다. 모든 문제에는 여러 가지의 다른 풀이과정이 있습니다. 한 문제를 풀 때에 정형적인 미적분학을 이용하여 풀이하는 것보다, 직관을 통해 풀 때 시간이 덜 걸리기도 합니다. 해답을 얻기 위해 전통적인 방법을 고집하기보다는 다양한 풀이방법을 고안하는 것이 매우 중요합니다.

파인만의 경우에도 다른 친구들과 함께 제한된 시간 내에 전통적인 방법으로는 시간이 너무 많이 걸려 도저히 풀 수 없는 문제를 선생님에게 받았었지요. 그는 수학적 직관과 유연한 논리사고능력을 가지고 있어서 그 문제를 풀어내어 1등을 차지하였고, 그는 언제나 그런 식이었지요. 이런 능력, 논리수학지능을 토대로 파인만은 인류사회에 위대한 업적을 남기게 되었습니다.

음악지능은 음악 즉 리듬, 멜로디, 음색 등에 대한 이해와 음에 대한 지각력, 변별력, 변형능력, 표현능력 등입니다. 음악지능이 뛰어난 사람은 소리, 리듬, 진동과 같은 음의 세계에 민감하고, 음악적 유형을 잘 구별해낼 수 있습니다. 한 가지 음악 유형을 다른 음악의 형태로 변형시키는 능력도 뛰어납니다. 주로 악기를 연주하고 작곡하는 것을 좋아하는 편이지요. 음악지능이 발달한 사람은 음악지능을 가장 효과적으로 발휘할 수 있는 분야의 직업을 가지면 좋겠지만, 음악지능이 강하다고 해서 모든 악기를 다 다뤄야 음악인이 되는 것은 아닙니다.

공부를 하거나 새로운 지식을 수용하는 데 있어 음악적인 능력을 살리는 쪽으로 처리해 나간다면 엄청난 효과를 얻을 수 있을 뿐만 아니라, 뇌 안에서 다른 지능이 골고루 계발되면서 창조성이 가미되어, 더 강한 상승작용을 일으키는 경우가 많습니다. 이런 경우 미국의 연방준비제도이사회Federal Reserve Bureau의 전 의장이었던 앨런 그린스펀을 보겠습니다.

그는 금융분야에서 일하기 전, 한동안 음악활동을 했었지요. 그린스펀은 뉴욕시의 워싱턴 하이츠에서 태어났고, 줄리아드 음악대학에서 클라리넷 공부를 하고, 직업 뮤지션으로 일을 한 후에 뉴욕대학교에서 경제학 박사학위를 받았어요. 루마니아 출신의 그린스펀 집안과 헝가리 출신의 골드스미스 집안의 독자로 태어났지요. 그렇지만 그의 부모는 곧 이혼을 하였어요.

그의 아버지는 자신이 어린시절을 보낸 브루클린으로 돌아간 후에 곧 재혼을 하였어요. 어머니는 당시 26세로 아주 매력적이었지만 재혼은 하지 않고, 가구점의 점원으로 일을 했어요. 그린스펀은 어머니와 살

앉으며 어머니가 벌어오는 돈으로 생계를 유지하였습니다. 어머니는 5남매의 막내였기 때문에 그린스펀은 어머니와 외삼촌, 이모와 외사촌들과 왕래하며 살았어요. 그렇지만 아버지의 빈자리를 늘 느꼈지요. 어머니의 집안은 쾌활하고 음악성이 있는 집안이었습니다. 외삼촌은 아주 복잡한 곡을 한번 쓱— 보고도 연주할 수 있는 피아니스트였어요. 외삼촌은 쑈사업에 뛰어 들었고 작곡가 로베르트 슈만에 관한 '사랑의 노래'라는 브로드웨이 뮤지컬 시나리오를 공동집필 하였습니다. 몇 개월마다 열리는 가족모임에서 외삼촌은 피아노를 연주하고 그의 어머니는 노래를 불렀지요. 어머니는 영혼이 깃든 최저음의 목소리를 지녔고, '사랑할 수밖에 없다' 라는 노래를 불러 인기를 모은 가수이자 브로드웨이 여배우인 헬렌 모건의 흉내를 곧잘 냈습니다. 어머니는 낙천적이고 차분했지만 지적인 분은 아니었어요.

어린 그린스펀은 뉴욕의 지하철을 타고 브루클린에 사는 아버지를 만나러 가곤 했어요. 아버지는 주식 중개인으로 월스트리트에서 일을 하였습니다. 1935년, 그가 아홉 살 때 아버지는 『다가올 경기회복』이라는 책을 쓰기도 했어요. 그린스펀의 아버지는 매우 지적인 사람이었어요. 그린스펀이 어렸을 때 대단한 열정을 가졌던 분야는 음악이었습니다. 그는 열두 살 때, 사촌인 클레어의 연주를 듣고 난 후 곧 클라리넷을 배우기 시작했습니다. 하루에 세 시간 이상, 정말 혼신의 힘을 다해 연습을 거듭했습니다. 그린스펀은 처음에는 고전음악에 관심을 가졌지만 차츰 재즈까지 영역을 넓혀나갔어요. 고등학교시절 그는 매우 열심히 공부했지만 항상 좋은 성적을 받은 것은 아니었어요. 그러나 정말 집중해서 열심히 공부했을 때는 상당히 좋은 성적이 나왔어요. 그런 중에도 그린스펀은 수학을 잘했어요.

그린스펀은 야구나 악기 연주하는데 대부분의 시간을 보내서 흥미 없는 과목의 성적은 그저 그런 편이었어요. 그러나 음악은 점점 그의 생활의 중심이 되어갔지요. 고교시절부터 악기 연주는 그의 수입원이기도 했었지요. 댄스밴드에도 합류하여 두 가지 일을 하면서 주당 10불을 벌었어요. 그는 1943년 조지워싱턴고등학교를 졸업했지만 일반대학에는 전혀 관심이 없었어요. 강도 높은 음악교육을 본격적으로 받고자 줄리아드 음대에 들어가서 클라리넷, 피아노, 작곡을 배웠습니다. 그 후, 그는 징병위원회에 소집되었으나 몸의 이상으로 군대에 가지는 못하였습니다. 이때 그는 빌 셰이나라는 테너 색소폰 선생님을 만납니다. 그 선생님은 학생들에게 소규모 합주단을 만들고, 학생들 스스로 작곡해 보도록 지도하였습니다. 선생님은 이 합주단에서 열다섯 살 난 스탠 캐츠 Stan Getz라는 소년 옆에 그린스펀을 앉게 하여, 우수한 재능을 가진 사람을 만나게 해주었습니다. 그 아이를 쳐다보며 그린스펀은 자신의 능력을 크게 향상시켜 나갔습니다. 그밖에도 버지니아 비치, 뉴올리언스 등을 다니면서 상당한 인기를 끌었습니다. 그는 밴드 단원이 되어 작곡가들의 곡을 연주하는 것에 만족하였습니다.

그런 가운데도 그는 음악인들의 삶의 모습을 보며 차츰 회의를 느끼기 시작하였습니다. 그의 호기심을 새롭게 자극한 분야가 사업과 금융 분야로 바뀌게 되었습니다. 아마도 월스트리트에 근무하는 아버지의 영향을 받았을 겁니다. 왠지 그동안 연주생활 속에서도 뭔가 허전한 구석이 있었는데 이제 새로운 길을 가게 되었습니다. 그는 고교시절 수학공부를 잘한 것이 계기가 되어 뉴욕대학교의 경제학박사의 길을 선택했습니다. 이렇게 다시 시작한 것으로 그는 마침내 세계경제를 주무르는 자리에 앉게 되었습니다.

세계 경기의 변동은 마치 악보 위에 적혀 있는 리듬, 음정, 선율의 변화와 같았습니다. 어렸을 때에 몸과 마음으로 익힌 음악지능이 경기 예보 및 경기 변동에 어떤 판단과 역할을 결정해야 할까에 큰 도움이 되었습니다. 이 점은 그가 스스로 고백한 바입니다.

우리는 이처럼 세계의 모든 소비자들에게도 막강한 영향력을 끼쳤던 사람의 고백을 눈여겨 볼 필요가 있습니다. 한 집단의 지도자가 되어 선택과 집중, 조화의 칼날을 잡고 있을 때, 그 이면에 따뜻한 음악지능이 자리를 잡고 있으면 여러 가지 시너지 효과가 나올 수가 있습니다. 이 사실을 깊이 생각해 본다면 태교를 통한 음악지능의 개발과 중요성을 이해할 겁니다. 이런 것들은 결국 엄마가 해야 하는 몫이기도 합니다.

신체운동지능은 몸 전체를 사용하여 아이디어와 느낌을 표현하고 이루는 능력이고, 손을 사용하여 사물을 만들고 변형시키는 능력입니다. 다시 말해 자기 몸을 통제하고 운동, 균형, 민첩성 등을 조절하여 사물을 재주 있게 다루는 능력입니다. 가드너 박사는 유명한 운동선수들의 경우 신체운동지능에 강하고, 이러한 지능은 그들이 선수가 되기 이전부터 이미 나타났다고 주장합니다. 어떻게 몸을 움직여야 하고, 어떻게 반사적인 행동으로 대처해야 하는지에 대한 타고난 감각을 가졌다는 뜻입니다.

신체운동지능이 뛰어난 사람은 공부를 하고 학문의 길에 들어서도 신체운동적인 측면에서 매우 활발하게 움직인다는 의미입니다. 유명한 농구선수 마이클 조던이나 골프황제 타이거 우즈 등 성공한 선수들은 강하게 타고난 신체운동지능을 기반으로 무수한 지식과 정보를 받아들여 몸에 익힌 뛰어난 전략가들이라고 할 수 있습니다.

지난 2002년 한일월드컵 때, 축구선수 선발을 위해 한국의 히딩크 감독은 매우 과학적인 방법을 사용하였습니다. 히딩크는 어느 선수든지 90분 내내 축구운동장을 누비지는 않는다는 것이 대전제였습니다. 공격수는 아군이 수세에 있을 때, 적진의 최전방 중 어느 곳이나 걸어 다니면서 공격 시에 누적되었던 피로를 바로 풀어야 한다는 것입니다. 공격수는 공격 시에 강한 집중력을 발휘해야 하기 때문에 짧은 시간에 피로를 풀어줘야 한다는 것이죠. 한편 수비수는 아군의 공격수가 적진의 골대 근처에서 공격작전을 감행할 때, 아군진영에서 다른 수비수와 협력하여 수비형태를 갖추면서 휴식상태를 유지해야 한다는 것이었습니다. 그래야 쌓였던 피로를 짧은 시간에 회복하여 능률적인 수비를 잘할 수 있다고 본 것이지요.

사람의 몸은 기계처럼 비선형조절계입니다. 몸은 적절하게 섭취한 영양분을 태워가면서 근육에 에너지를 공급하고 활동하는 주변의 자연환경과 상호작용하는 시스템입니다. 이런 작용을 하다보면 몸 안에 여러 종류의 노폐물이 쌓이게 되고, 이것을 외부로 발산하면서 적절한 열효율을 가지면서 동작하는 것이 마치 자동차와 같습니다. 자동차의 경우, 엔진의 효율이 상대적으로 매우 중요합니다.

축구에서 후보 선수들의 엔진효율을 측정하기 위해 히딩크 감독은 모든 선수들에게 심박계를 착용하고 왕복달리기를 하도록 주문하였습니다. 심박계로 심박을 측정하면 교감신경과 부교감신경의 활동도를 물리적으로 계산할 수 있으며, 이 계산을 통해서 신체의 피로회복도의 결과를 얻을 수 있었습니다. 이 회복도가 높으면 높을수록 골 찬스가 날 때, 신체가 적절하게 적응하여 집중력을 발휘하여 골을 성공시킬 수가 있습니다. 히딩크 감독은 보통 국내 선수선발에는 잘 알려진 대학팀 출신이어야만 하는 관행과 전통을 깡그리 무시한 채로 선수를 선발했습니다. 선수의 신체적응도에 입각하여 과학적인 자료와 지표를 토대로 대표선수를 선발했고, 그 결과 거의 무명선수로 있던 사람이 월드컵 대표

팀에 합류할 수 있게 되었습니다. 이런 기준으로 인해 그 당시 꽤 유명 선수도 탈락되고 말았지요.

스포츠에도 수많은 과학, 즉 운동생리학과 체육이 필요합니다. 1970년대 서울대학교 체육교육과의 이긍세 교수는 이 분야를 최초로 한국에 도입했습니다. 그는 운동생리학을 직업체육인에게 도입하여야 올림픽이나 세계대회에서 금메달을 딸 수 있다고 주장하였지요. 태릉선수촌에 체육과학연구원을 설립하여 선수들을 과학적으로 훈련하고 관리하여 오늘날 대한민국이 스포츠과학 강국이 되는 초석을 놓았습니다.

심지어는 오늘날 여성들이 선호하는 피부미인도 신체운동지능이 높아야 올바르게 관리가 될 수 있다는 발표가 나왔습니다. 사람은 좌측 허리에 신장, 우측 허리에는 명문이라는 콩팥이 있습니다. 신은 물에 속하며 기를 주재하고, 명문은 불에 속하고 혈을 길러냅니다. 명문은 정기를 저장하는 곳입니다. 여성은 이 명문에 자궁이 연결되어 임신과 출산이라는 성스러운 임무를 수행합니다. 따라서 여성은 튼튼한 자궁을 가져야 평생의 건강을 보장받습니다. 자궁은 아기를 잉태하고 길러 분만시키는 곳이며, 여성의 피부미용에 절대적으로 중요한 핵심적인 곳입니다.

여성의 몸은 마치 바다와 같은 성질을 가져서 달의 영향을 받습니다. 한 달에 한 번씩 하는 월경이 그렇습니다. 바닷물 속에 있는 생명체들은 보름달이 뜨면 변화를 하는데, 여성들의 몸은 월경이 시작하는 날이 마치 보름달이 뜨는 날과 같습니다. 하늘에 달이 뜨지 못하면 자연의 생태계가 파괴되듯이 여성들이 한 달에 한 번씩 월경을 하지 못하면 몸이 망가집니다. 처음에는 피부가 망가지고, 차츰 심하면 불임이 되고, 더 심하면 정신불안증에 시달리게 됩니다. 따라서 여성은 자궁이 튼튼하고 건강해야 피부도 고와지게 됩니다. 또 자식에게 고운 피부를 선물로 주려면 엄마의 자궁이 오염되어 있지 않아야 하고 건강하여야 합니다. 이런 기초적인 신체발달은 모두 엄마의 뱃속, 태아시절부터 이루어져 갑니다.

대인관계지능은 다른 사람의 기분, 의도, 동기, 느낌을 분별하고 지각하는 능력과 특정행위에 따르도록 사람들에게 영향력을 행사하는 능력, 감각과 대인관계의 암시를 구별해내는 능력입니다. 직접적으로 말하면 사람들과 교류하고 이해하며 그들의 감정과 행동을 잘 파악하여 적절히 대처하는 능력이지요. 대인관계지능이 뛰어난 사람들 중에는 유능한 정치가나 지도자, 성직자들이 많습니다. 대인관계지능이 발달한 사람들은 친구들을 많이 사귀고 사람들과 어울리는 것을 좋아하며 네트워킹을 잘합니다. 대인관계지능은 일생을 살아가는 데 있어 가장 중요한 지능이고 따라서 이를 '성공지능' 이라고도 부릅니다.

사람의 나이 40대를 넘어서면 성공기준은 일의 전문성이 아니라, 사회적인 네트워크라는 말이 있을 정도입니다. 이는 잘 숙련된 전문성을 바탕으로 20대부터 사람관리를 잘해야 사회에서 성공할 수 있습니다. 인생은 사람들 속에서 타인과 부대끼며 사는 것이 철칙입니다. 누구도 예외가 없습니다. 사람을 떠나서는 성공도 실패도 없기 때문입니다. 오로지 자신의 삶은 사람들 속에 있습니다. 그런 삶의 연속에서 대인관계지능이 발휘되는 것은 매우 중요합니다. 전통적으로는 처세술이나 처신이라고도 볼 수가 있겠지요. 이런 처세술이나 처신에 대한 정보를 담은 책들은 무수하게 많습니다. 그러나 딱히 정해진 답은 없을 겁니다. 다만 보다 많은 사람들에게 좋은 평가를 골고루 받으며, 젊어서는 밑에 두고 싶은 사람, 동료에게는 함께 일하고 싶은 사람, 윗사람이 되면 그 밑에서 일하고 싶은 사람이라는 평을 듣도록 평생 노력하는 것이 필요합니다. 이런 노력은 자기관리이지요. 사람이 사람됨의 모든 시작은 역시 태교로부터입니다. 아기를 가질 때 이런 점을 어떻게 아기에게 심어줄까 하는 생각을 하면 태교를 떠올릴 것입니다. 미리 어떻게 할 것인가 생각해 보고 준비하면 아기에게는 큰 선물이 될 겁니다. 그야말로 좋은 부모 만나는 행운이 되는 것이지요.

내면지능은 자신의 자아에 대한 이해와 관련된 지식, 그것을 토대로 삶에 적응하는 능력, 따라서 자신의 모습을 정확히 파악하는 것입니다. 그러기 위해 자아개발 및 훈련, 자기이해, 자존감을 형성하기 위한 노력 등을 말할 수 있습니다. 한 예를 들어보겠습니다.

미국의 밴자민 프랭크린은 어린시절 몹시 가난하여 정규교육을 거의 받지 못했습니다. 그렇지만 끊임없이 자기를 개발하여 마침내 큰 업적을 이룬 훌륭한 사람이 되었습니다. 18세에 그는 겨우 2년 정도의 정규교육만을 받았습니다. 그는 보스턴에 있는 라틴스쿨에 입학하여 공부를 잘하여 월반을 할 수 있었습니다. 그러나 많은 식구들 때문에 학업을 그만두고 아버지의 사업을 도왔습니다. 그때에도 돈이 생기면 책을 사읽는 일에 몰두하였습니다. 특히 신학에 대한 책을 많이 사서 읽었습니다. 독서를 통한 지적성장과 더불어 자신의 생각을 표현하기 위한 특수훈련을 시작했지요. 그는 스펙테이터라는 영국에서 발행된 잡지에 탐닉하여 감명 깊은 구절을 읽으면 그 문장의 요점을 따로 노트에 적어놓았습니다. 자신이 쓴 요점을 가지고 원래 잡지에 있는 글과 비교하면서 자신의 문장력을 키웠습니다.

그는 개신교 장로교단에서 교육을 받았습니다. 성경의 가르침과 교단에서 시행되는 설교가 다르고, 또한 많이 약해져 있다는 것을 알았습니다. 그는 자신이 더욱 도덕적이기를 바랐기에 매우 어려운 계획을 스스로 세워 실천할 것을 다짐하고 약속하였습니다. 그는 13개의 덕목을 만들어서 자기 자신에게 나타나는 습관을 바로 잡기로 하여, 자기훈련을 시작했습니다. 그리고 메모수첩과 점검노트를 만들어 일주일치씩 써 나갔습니다. 이것이 프랭크린 플레너의 효시가 되었지요. 그는 자신의 수첩을 펼쳐보면 언제든 자기를 다시 되돌아볼 수가 있었습니다. 이런 내면지능으로부터 프랭크린은 실천력을 키워 나갈 수가 있었습니다. 이 역시 엄마가 태교를 통해 태아에게 영향력을 행사할 수 있는 일입니다. 따라서 엄마는 태아에게 거의 절대적인 존재입니다.

공간지능은 시각적·공간적으로 자신의 주변과 세계를 정확히 지각하는 인지능력과 시각적·공간적 세계에 대한 지각력을 변형시키는 능력, 시각적·공간적인 아이디어를 시각화하거나 그림으로 나타내는 능력, 나아가 공간적인 구조에 자신을 적절하게 위치시키는 능력이며, 눈으로 보는 삼차원적인 공간세계를 정확하게 이해하고 변형할 수 있는 능력 등입니다.

공간지능이 뛰어난 사람들은 색깔, 모양, 공간, 형태 등의 관계를 민감하게 파악하고, 그림 혹은 3차원 공간을 창조적으로 변형시키는 능력이 뛰어나므로, 주로 미술가나 건축가들이 많습니다. 또 공간지능이 높으면 수학 중에서는 기하문제를 잘 풀게 됩니다. 이들은 시각 능력 또한 뛰어난 편이며, 방향감각이 뛰어나 처음 방문하는 곳도 잘 찾아가고 아이디어를 도표, 그림 등으로 잘 나타내며 시각적으로 표현하는 디자인, 그림 그리기, 만들기 등에 소질을 보입니다. 공간지능이 높으면, 처음 보는 지도나 도표라 할지라도 도표가 지시하는 내용이라든가 내포하고 있는 의미에 대한 해석이 빠르고, 만들기 시간에도 복잡한 재료를 분해하거나 다시 복원하는 능력이 뛰어납니다.

영적지능은 영적인 삶을 뚫어볼 수 있는 혜안慧眼 내지는 예지, 미래나 사물의 본질을 꿰뚫어 볼 수 있는 직관의 능력을 가리킵니다. 애플의 스티브 잡스는 지혜경영이 무엇인가를 잘 보여주고 있는 사례의 인물입니다. 그는 자신이 과거의 방법들을 완전히 바꾸어서 고객이 감동할 수 있는 새로운 가치를 창조했습니다. 그는 실리콘 벨리인 산호세 지역에서 단돈 1,000달러를 들고 애플 컴퓨터 사업을 성공시켰어요. 1990년대 초까지 미국에서 가장 성공적인 벤처기업인 애플은 1990년대 중반에는 적자를 내며 크게 고전을 하였습니다. 따라서 그는 자기가 만든 회사 경영일선에서 손을 놓게 되었지요.

1997년 10억 달러 정도의 순손실을 기록하며 파산 지경에 이르렀던 가망이 없었던 애플은 1997년 그를 다시 경영자로 맞이하였습니다. 1999년부터는 다시 매출이 늘어나 애플은 역사상 유례없이 크게 부활하게 되었습니다. 그는 초기에 애플의 창업자로 크게 성공하였지만 맥킨토시의 개발과정에서 자기 기술력만 믿고 자만하여 독재자란 비난을 받으며, 자신이 세운 회사에서 쫓겨나는 치욕을 경험하였습니다.

그는 벼락 성공과 처절한 실패를 함께 겪었지요. 그는 2005년 스탠포드 대학의 졸업식 강연에서 "초기 맥킨토시는 아름다운 폰트기능과 편리한 유저인터페이스를 갖춘 세계 최고의 컴퓨터"라고 말했을 정도였습니다. 결국 그런 혁신적인 제품도 판매에서는 실패작이 되어 자신만만한 한 젊은이를 실패와 방황의 구렁텅이로 빠지게 만들었던 거죠. 계속해서 손실을 낸 애플에 임시 CEO로 복귀한 창업주인 잡스는 시장에서 통하지 않아 겪은 자신의 실패를 거울로 삼아서 PDA사업을 축소하고 음악사업을 고려하기 시작했습니다. 이미 디즈니와 픽사에서 경험한 〈토이스토리〉라는 작품을 개발하는 과정에서 성취한 노하우와 음악분야가 공상적 시장이 아니라는 생각을 가지고 그는 새로운 상품인 아이포드를 개발하여 큰 히트를 냈습니다. 그는 창조성과 기술의 결합으로 이 모든 것을 이루었다고 고백하였습니다.

맥킨토시를 개발하면서 사용하였던 좌뇌 기반의 기술경영과 〈토이스토리〉 개발과정에서 극복하였던 우뇌 중심의 감성세계에 대한 경험을 바탕으로 두 개를 융합하는 좌우뇌의 융합사고를 하는 경영을 통해 아이포드라는 상품을 내놓은 것입니다.

그는 지난 날 애플에서 해고당한 후에도 실리콘밸리로부터 벗어나지 않았습니다. 스탠포드 대학의 언덕을 산책하며, 도서관에 가서 많은 책을 읽고 쓰라린 고통을 묵묵히 감내하면서, 새로운 사업을 구상하였습니다. 정말 불굴의 신념을 가진 인물이지요. 그는 고등학교시절부터 선불교, 명상, 붓글씨 등 이른바 동양문화에 심취하였습니다. 그는 집에다 명상하는 장소를 마련하여서 수시로 선불교적인 명상을 즐겼습니다.

바로 이 점이 미래를 내다보는 그의 예지, 즉 영적 지능의 일면인 것입니다. 보통사람은 어려워지면 낙망하여 주저앉고 성공하면 쉬이 교만해집니다. 그는 인생의 어려운 시기를 맞이하였지만 끝까지 집중력을 잃지 않고 명상을 통해 형성되어진 높은 영적 지능을 통해 일을 생각했습니다. 소위 불교에서 말하는 욕계欲界를 초월한 명경지수明鏡止水와 같은 마음이 되어 창발적인 새로운 분야를 연구했던 것이지요.

그런 마음으로 세계인이 좋아하는 디지털 음악기기의 진면목인 아이포드를 시장에 출현시킬 수 있었습니다. 그는 포드캐스팅이라는 새로운 문화의 창조와 새 이야기를 써내려가고 있습니다. 아무튼 스티브 잡스의 창조적 카리스마 속에는 선불교와 동양문화가 넘실대고 있습니다.

이런 것은 누구에게나 중년기 이후의 리더십에 필요한 덕목이며, 또한 이것은 학교에서 가르치거나 배우는 것이 아니고 뱃속에 있는 인간이 엄마와 함께 경험하고 배우는 태교지능입니다. 엄마의 관심사가 자식에게 선물이 된 것입니다. 잡스는 새론 창조를 위해서 모든 것을 버리고, 욕심이라는 양파껍질 같은 자기도 버렸지요. 그는 순수한 정신, 깊은 마음을 바라볼 수 있는 내면세계의 기반을 확립하였던 것입니다. 이것이 스티브 잡스가 우리에게 보여주는 영적지능이고 그 세계입니다.

그밖에 가드너가 지적하지는 않았지만 **금융지능**을 첨가하고 싶습니다. 다음의 글을 통해 같이 생각해 보죠.

지금의 이탈리아 안에 있는 로마는 정치 · 경제적으로 특수한 곳이었다. 그린란드 사람들이 벨기에의 브리훼에서 고래의 뼈를 팔고 약간의 돈을 로마로 보냈다. 폴란드 사람들은 모피를 브리훼로 팔아넘기고 역시 약간의 돈을 로마로 보냈다. 즉, 교황이 다스리는 교황청으로 보낸다. 교황청은 기독교가 지배하는 땅, 즉 기독교를 믿는 전 지역에 조공을 요구했다. 이탈리아의 다른 도시국가들은 주민들에게만 세금을 걷고, 로마는 유럽 전역의 국가에서 쉽게 돈을 빨아들였다. 추기경과 대주교, 대수도원장은 교회가 물질적 직봉을 받으면 첫해의 수입에 걸맞은 금액을 로마로 보내야했다. 그렇지 않으면 수익성이 좋은 직책을 더 이상 수행할 수가 없었기 때문이다. 돈은 스칸디나비아, 아이슬란드에서, 가난에 허덕이는 스코틀랜드에서까지 헌납되어 왔다. 송금이 늦어지면 벌을 받았고 심하면 파문될 수도 있었다. 교황청에 돈을 내지 않으면 지옥에 간다는 뜻이다. 현실적으로나 내세적으로 무서운 일이었다.

교황의 메신저는 이탈리아 은행가와 함께 동전을 하나하나 센다. 그런 일에는 늘 이탈리아 은행가가 동행한다. 그래서 어떤 도시에서든지 이탈리아 사람들이 모여 사는 곳에는 은행이 있게 마련이다. 어찌되었건 중요한 것은 유럽 곳곳에서 돈이 끊임없이 로마로 흘러들어간다는 사실이다.

1,300년대 당시에 이탈리아 밖에서 '송금을 완료했다'고 할 때는 로마 교황청의 명령에 따라 돈을 일단 은행으로 보냈다는 뜻이다. 그 돈을 받는 조직은 로마에 본점을 둔 은행의 해외 지점이거나

그 은행의 코레스 은행이다. 이렇게 은행조직으로 모인 돈은 로마로 착실하게 수송된다. 말을 타거나 걸어서 돈을 수송하는 과정에는 위험이 뒤따르게 된다. 돈을 운반하는 사제는 '홍수가 난 강을 조심하라', '무장을 하고 무리를 이루어라' 라는 경고를 항상 듣는다. 그래서 생각해낸 것이 신용장이며, 삼각무역이고, 재량예금이었던 것이다.

이자놀이에 대한 교회로서의 죄책감은 결국 재량예금이라는 기묘한 금융상품을 만들었다. 모든 은행거래는 장부에 기록되었지만 그 실상은 은폐되었다. 로마의 추기경들도 이런 재량예금을 사용했다. 이것은 교회법에 저촉되지 않았다. 사실 이것 말고도 투자대상은 많았다. 도시 주변의 부동산이나 보석들은 수익성이 높고 투자의 실패가능성은 낮았다. 그러나 교회법은 이것을 금지하였다. 추기경의 개인 저축이나 재산은 교회 밖으로 옮길 수가 없었다. 만일 새로운 교황이 즉위해서 성직자들의 재산을 조사하다가 교회 밖에 투자해서 번 돈이 있음을 알게 되면, 신임 교황이 그것을 몰수할 수 있는 권한을 가지고 있었다. 15세기, 한 세기 동안에 교황이 11번이나 바뀌었다. 그래서 재량예금이 생겼고, 신용장이란 매우 혁신적인 금융기법을 통해 재산을 해외로 빼돌렸다. 문제가 생기면 외국의 도시에서 슬쩍 인출할 수가 있었다. 예수님께서는 "너희가 가진 것을 모두 팔고 나를 따르라"라고 말했지만, 부유한 성직자는 그 말씀을 따르지 않았던 것이다.

오늘날 선진국의 평균 경제성장률은 대략 3% 내외이다. 이런 성장률은 그 사회를 구성하는 개개인의 지적 활동의 소산이다. 아무리 첨단기술이 잘 갖춰진 상황에서도, 평범한 사람들은 장기간 동안의 실적으로 보아 시간당 생산성을 3% 이상으로 증가시킬 수가 거의 없다. 이것이 아마도 인간본성의 중요한 측면인 인간의 지능수준과 관련이 있는 것 같다. 물론 이런 지적활동은 위에서 열거한 다양한 지능의 결합으로 이루어진다. 따라서 현재를 살고 있는 우리는 과거를 살았던 우리의 선조들보다는 지능 면에서 평균성장률을 훨쩍 벗어나게 향상되었음에 틀림없다. 과거 30년 동안 우리나라는 매년 10%를 오르락내리락 하는 압축성장을 하여 사회 인프라도 발달되고 환경적으로 깨끗한 사회를 이룩하였다. 이 과정에서 1945년 당시에는 전혀 고려하지 못하고 상상조차 못했던 사회 인프라를 구축하는 도시계획 및 설계 등의 새로운 한민족의 집단지능 등이 태동하였다. 세계가 꾸준히 경제성장을 하다보면 꿈에도 생각해 보지 못했던 지능의 출현을 맞게 된다.

앞의 두 자료에서 본 대로 만일 우리의 자녀들 지능이 경제가 성장하는 속도보다 느리게 발달한다면 낙오자로 전락할 수밖에 없게 될 것입니다. 자녀들이 발전하여 경제성장하는 사회에 뒤쳐지지 않기 위해서는 인생의 첫 번째 레슨인 태교가 매우 중요한 것입니다. 제가 다중지능이론을 이렇게 길게 말한 것도 결국 그런 모든 학문적인 것의 근본바탕이 태교에서 형성되어야 함을 강력히 말하고 싶어서입니다. 커서 자기를 바꾸기보다는 형성시기에 자기를 제대로 잘 형성하면 인성발달이 매우 쉽고도 바람직할 수 있습니다. 결코 우린 이 점을 간과하지 말아야 합니다.

스님께서는 앞에서 태교 이전, 입태를 위한 100일 기도부터가 중요하고 윤회와 환생을 믿고 인생을 바르게 살아야 함이 근본이라고 말했습니다만 그것은 불교의 입장이라고 보고, 여기선 입태 이후 뱃속의 인간에게 할 수 있는 태교를 말합니다. 아무쪼록 태교라는 이 기차를 누구나 타야 현세에서 부모가 자녀에게 가장 값진 선물을 줄 수 있습니다. 이것은 눈에 보이는 현실이고 부정할 수 없는 사실입니다. 자신의 다리를 꼬집으면 아픔을 느끼는 것과 같은 매우 명백한 일입니다.

자, 이제 우리 모두 이 태교기차를 타고 태아와 산모가 서로 웃고 기뻐하며 마음껏 교류하기를 기도합시다. 저의 과학적인 얼마간의 지식도 바로 성공적인 태교에 초점이 맞춰줘 있습니다.

**뇌과학이 밝혀낸
놀라운
태교 이야기**

26. 음악태교

스님 음악을 듣고 있으면 때로는 편안해지기도 하고 눈물을 흘리기도 하고 옷깃을 여미기도 합니다. 오선지에 씌어 있는 음악은 인류의 역사와 함께 지금껏 계속 발전해 왔지요. 최근에는 모차르트 효과라 하여 미국에서는 큰 유행이 일어나기도 했다고 들었습니다. 박사님께서는 특정한 음악이 태교에 매우 효과적이라고 말씀하셨는데 그 자세한 이야기를 여기서 해주시면 좋겠습니다.

박사 음악은 서로 다른 배경의 문화를 가진 세상 곳곳의 인간들을 이어주는 매우 중요한 역할을 합니다. 즉 음악은 인류가 지닌 신체적, 정신적, 정서적, 영적인 세계에 큰 영향을 끼치고 있고 끼쳐왔습니다.

1993년에 캘리포니아 대학 고든 쇼 교수와 위스콘신 대학 프랜시스 라우셔 교수 등은 과학전문지 네이처에 「음악과 공간추리력(music and spatial task performance)」이라는 논문을 발표하였습니다. 연구팀이 대학생 36명에게 모차르트의 '두 대의 피아노를 위한 소나타 D장조'를 들려주고 공간추론 테스트를 실시하였습니다. 실험자들은 조용히 앉은 상태에서 두 대의 피아노를 위한 소나타 K488 곡을 10분 동안 듣도록 하거나, 혈압을 낮추도록 디자인된 음악이 담긴 테이프를 10분 동안 듣거나, 아무것도 하지 않으면서 조용하게 10분 동안 의자에서 앉아 있도록 하였습니다.

이런 각각의 과정이 끝난 후에 간단한 산수문제와 공간지능을 파악하기 위한 '스탠포드-비네' 검사를 하였습니다. 모차르트 음악이 지능에 끼치는 영향을 파악하기 위하여 각각의 임무수행 후의 IQ 결과를 평가해 보니 119, 111, 그리고 110정도였습니다. 다른 조건보다는 모차르트 음악을 듣고 난 후에 8~9점의 IQ 상승을 목격하였습니다. 이것이 바로 모차르트 효과의 효시가 되었습니다.

캘리포니아 대학 연구에 따르면 모차르트 효과가 어린이들의 공간지능과 수학지능에 크게 영향을 끼칩니다. 1998년 11월 9일자 로스앤젤레스 타임스는 음악이 신경생물학 연구에 미치는 영향을 연구하는 음악생물학 분야의 중요성을 강조하였고, 음악이 21세기 미래의학 분야에 주도적인 역할을 할 것이라고 피력하였습니다.

예전에는 아기에게 자장가를 들려 주었던 엄마들이 많이 있었는데, 최근 이런 전통을 엄마들이 다시 이해하기 시작하고, 그것을 시행하는 엄마의 숫자가 차츰 늘어나고 있습니다. 어머니의 자궁은 태아가 처음으로 생명을 얻어서 모국어를 배우는 교실이기 때문에 이런 음악적인 자장가를 태아에게 들려주는 것은 매우 중요하다고 봅니다.

평상시에 우리의 뱃속에서 꾸르륵거리는 소리가 자신의 살갗을 뚫고 자신의 귀에 전달되는 것을 들을 수가 있습니다. 거꾸로 잉태한 지 3개월이 지나면 태아의 청각기관이 발달하게 되어 엄마의 살갗을 뚫고 전달되는 외부의 소리를 들을 수 있게 됩니다. 엄마의 감정과 생각과 말은 엄마가 사용하는 말과 부르는 노래 소리를 통해서 태아에게 충분히 전달될 수가 있습니다.

언어학자나 음악심리학자들의 연구에 따르면 오랜 옛날 한 때는 인간이 말 대신에 음악을 통해서 의사소통을 했을 것이라고 합니다. 만약 벙어리 엄마의 경우에는 태아의 언어학습 기회가 박탈되거나 거의 없어지는 거죠. 프랑스의 또마티스 박사는 노래를 부르지 않는 어미 새에게서 양육 받은 새끼 새는 노래를 부를 줄 모른다고 발표하기도 했습니다.

엄마의 자궁 속에서 태아가 느끼고 배우는 것은 태아가 속해 있는 문화범주에서 사용되고 있는 엄마의 억양에 따르는 주파수입니다. 루벨의 연구에 따르면 태아들은 처음에는 저음, 나중에는 고음에 반응을 한다고 하였습니다.

베르니 등은 아기들이 태어나면 자궁 속에서 처음으로 들었던 이야기, 시, 운율 등을 선호한다고 발표하였습니다. 엄마들이 큰 소리로 글을 읽으면, 엄마의 뼈를 통해 뱃속에 있는 태아에게 그 소리가 전달됩니다. 마이애미 대학의 투루비 교수는 임신 6개월 된 태아가 엄마의 목소리에 따라서 움직이고, 28주 된 미숙아의 첫 울음소리가 엄마의 목소리와 매우 일치한다는 사실을 발견하였습니다.

'폴베리니-레이'의 연구에 따르면 자장가를 태아에게 들려주면 태아는 훨씬 더 안정된다고 합니다. 그들은 연구실험을 통해 이 사실을 발견하였습니다. 영국의 천재 바이올리니스트 메뉴힌도 그의 재능이나 적성이 바로 그가 엄마의 자궁 속에 있을 때, 노래를 부르고 음악을 연주하는 부모의 환경 때문일 것이라고 고백하였습니다.

자궁 내의 소리 환경은 매우 다양하고 복잡합니다. 자궁 내의 소음 수준은 36~96dB 정도입니다. 속삭이는 소리는 30dB이고, 평상 대화 수준은 60dB이며, 시끄러운 소리나 기차소리는 약 110dB 정도입니다. 따라서 태아는 때로는 속삭이는 소리, 때로는 고막을 시끄럽게 만드는 소리를 듣게 됩니다. 임신 3개월이 되면 귀가 발생하고, 16주가 되는 시점에는 귀가 동작하기 시작하며, 24주가 되면 귀가 매우 활동적이 됩니다.

초음파 관찰에 따르면 16주가 된 태아는 음악을 듣고 반응합니다. 20주가 되면 달팽이관과 동시에 전정기관이 완성되지요. 청각과 관련된 뇌의 시냅스들의 완성과 더불어서, 몸의 자세 제어기능도 갖추어져서, 자궁 내에서 태아는 스스로 몸을 제어하고, 태아가 살고 있는 주변 환경으로부터 발생되는 온갖 음파에 귀를 곤두세우고 듣게 됩니다.

시끄러운 소리나 음악에 장시간 노출되면 태아의 심장박동은 사뭇 빨라집니다. 오오사까 공항 근처에 살고 있는 일본의 임산부들로부터 태어난 유아들을 연구한 보고서에 따르면, 지나친 소음으로 인해 실제로 조산이나 체중미달아 등이 나온다는 역학조사연구가 있습니다.

나는 여러 해 동안 태교관련 분야의 강의를 해왔습니다. EBS를 통한 특강 및 방송 강좌, MBC 지역방송에서 벌인 임산부 특강을 하기 위해 거의 전국 방방곡곡을 다녔습니다. 소문이 났는지 어느 날 대구 MBC 방송국의 남우선 PD가 찾아왔지요.

식사를 하면서 그가, 자신은 음악이 뇌에 미치는 영향에 대하여 매우 관심이 깊으며, 그것에 대해 실증적 연구를 통해서 검증할 수 있는 방법이 없을까라고 물었어요. 특히 그는 서양음악보다 국악이 태교음악으로 어떤 가치가 있을까에 매우 관심이 깊다고 말하였습니다.

그리고 그런 실증적인 결과를 토대로 다큐멘터리를 제작하려 한다고 나에게 의사를 타진하였습니다. 사실, 나는 이런 종류의 실험에 경험이 많습니다. 그러나 실제로 실험에 착수하려면 사람들의 노력과 비용이 많이 들어서 선뜻 수락하기가 어려웠습니다. 그렇지만 남우선 선생의 열렬한 요구와 정열 때문에 그것을 수락하게 되었습니다.

 난 이 실험을 어떻게 할 것인가를 고민하기 시작하였습니다. 우선 나의 실험파트너인 우석대학교의 정동규 교수와 대전성모병원의 이재훈 선생과 상의하였습니다. 실험을 위해서는 비교집단과 실험집단이 각각 10명 이상, 적어도 30명 이상의 산모가 필요하였습니다. 요즈음 산모의 분만 기회가 줄어든 탓에 대학부속병원에는 한 달에 겨우 10여 명의 아기만이 태어난다고 하였습니다. 실험조건에 맞추려면 적어도 한 달에 100여 명 정도의 아기가 태어나는 큰 병원이 필요하였습니다. 할 수 없이 대구에 있는 여성전문병원인 효성병원을 노크하여 실험에 협력해 주기로 약속을 받아냈습니다. 실험의 디자인은 이러했죠.

 가장 우선 음악을 좋아하는 산모와 그렇지 않은 산모를 골랐습니다. 음악을 좋아하는 산모들은 각각 10명씩 두 그룹으로 나누어 창작국악, 예를 들면 구서하 작사 이병욱 작곡, '예쁜 아이 착한 아이', '아름다운 세상을 위한 비나리' 등이고, 모차르트 음악을 예로 들면 '두 대의 피아노를 위한 피아노 소나타' 등이 들어 있는 CD음반을 가지고 매일 일정한 시간동안 집에서 듣도록 하였습니다. 비교집단의 산모 10명은 이런 CD를 주지도 않고 음악을 듣지도 못하게 했습니다. 이렇게 4~5개월 동안 산모들은 CD음반을 계속하여 들었습니다.

드디어 1월이 되어 차례차례 아기들이 태어나기 시작하였습니다. 실험의 핵심은 과연 갓 태어난 아기들이 뱃속에서 들은 음악을 다시 들으면 어떤 반응을 보일까, 모종의 변화가 있을까, 뱃속에서 들었던 음악을 이해하거나 인식할 수 있을까를 확인하는 것이었습니다. 태어난 아기들이 집으로 돌아가기 전, 보통 2박 3일 동안을 병원에서 머물기 때문에 태어나서 바로 아기의 뇌파와 심장에서 나오는 심전도 신호를 측정하기로 결정하였습니다.

음악을 듣기 전과 듣는 중에 아기의 뇌파와 심전도를 쟀습니다. 물론 비교집단과 실험집단의 아기에게는 모두 창작국악을 들려주었고, 모차르트 음악을 태교음악으로 선택한 엄마들의 아기에게는 모차르트 음악을 듣게 하였습니다. 엄마가 아기를 안고 그 아기의 머리와 심장에 전극을 붙이고 신호를 얻기 시작하였습니다. 특이하게도 국악을 들었던 엄마의 아기들 중에서 어떤 아기는 눈을 감고 자다가 음악이 나오니까 살며시 눈을 뜬 채로 엄마의 눈과 눈 맞춤을 하는 장면을 볼 수 있었습니다. 처음에는 아기의 뇌파를 통해서 직접적으로 아기 뇌기능의 변화를 찾아보려고 했으나 아기들 뇌파가 너무나 약해서 분석하기가 어려웠습니다. 그래서 아기들의 심전도 신호만을 가지고 분석하기로 했습니다. 다행히 심전도의 대표적인 파형에는 QPRST 파동이 존재하는데 R파와 다음 R파 사이의 시간간격을 이용하면 교감신경과 부교감신경의 활동도를 알 수 있습니다.

인간은 동물의 한 종류입니다. 동물은 식물과는 달리 여러 곳을 마음대로 돌아다닐 수가 있으므로 곳곳에 위험인자를 접촉할 수 있게 됩니다. 이런 위험인자를 뇌를 비롯한 중추신경계에 의한 판단에 의하지 않고 온몸에 산재되어 있는 자율신경계 내의 교감신경을 통해서 즉각적으로 파악하고 있습니다. 늘 온몸으로 경계하면서 외부환경의 여러 요소들을 모니터링을 하고 있는 것이지요.

그러나 매일 매시간 끊임없이 이런 일을 계속하면 우리 몸이 극도로 스트레스를 받고 피곤하게 됩니다. 이런 기능을 적절하게 완화하기 위해 즐거움과 행복함을 느낄 수 있는 부교감신경도 교감신경만큼 온몸에 산재해 있습니다. 우리 몸은 두 개의 자율신경이 조화롭게 서로 상호작용을 하면서 몸의 균형을 잘 유지하고 있지요.

이런 경향성은 유아로부터 소년, 청년, 장년, 중년, 노년기에 이르기까지 모든 연령의 사람에게 거의 똑같이 일어납니다. 어떤 어려운 상황에서도 그 어려움을 잘 견디고 금메달을 딴 스포츠 선수들이 흘리는 기쁨의 눈물도, 마냥 고통스러워서 흐르는 눈물도 있습니다. 기쁨과 고통은 각각 교감 또는 부교감신경의 활동과 관련이 있지요.

음악을 듣기 이전과 음악을 듣는 동안 측정한 심전도의 RR시간 간격, 시계열 데이터를 이용하여 교감 및 부교감 신경의 활동도를 계산하고 비교하였습니다. 비교집단, 모차르트 음악을 듣는 집단, 창작국악을 듣는 집단, 모두 음악을 듣기 전의 데이터로부터는 교감신경과 부교감신경의 활동도의 비가 비슷하여 6:1이었습니다. 그러나 모차르트 음악이나 창작국악을 듣고 있을 때의 상황은 변화하기 시작하였습니다. 비교집단의 아기들에게는 음악을 들려주어도 크게 변화하지 않아서 거의 6:1 그대로 유지하였으나, 모차르트 집단과 국악집단은 각각 4:1, 3:1로 변하였습니다.

이렇게 음악이 태아의 뇌기능 향상 및 기억형성에 기여할 수 있다는 과학적 증거들이 밝혀졌습니다. 과학적 수단과 기술의 진보가 없었던 옛날인 조선시대의 한 여인, 사주당 이씨는 그녀의 저서인 『태교신기』에서 어둑어둑해지는 저녁나절에 소리를 잘하는 가수를 집으로 초대하여 교훈이 될 만한 시의 구절이 들어 있는 시조창을 태아와 엄마가 들으면 장차 태어날 아기는 큰 인물이 될 것이라고 역설하였습니다. 음악은 엄마 자궁 내 양수 속에 있는 태아의 온몸에 축복을 줄 수가 있으며, 태아를 자극 이완시켜 태아의 운동기술을 습득하게 해 줍니다. 태아에게 음악자극은 태아가 발로 차고 손으로 움직이고 몸통을 돌리는 행동 등의 운동기술을 촉진시키고 이와 함께 사랑받고 있음을 느껴 긍정적인 마음을 가지는 축복의 메시지가 됩니다.

사람의 우뇌는 감정 및 사고의 역할을 맡고, 좌뇌는 계산 및 분석의 역할을 맡습니다. 두 뇌의 역할이 골고루 발달해야 다양한 종류로 뇌기능을 발현할 수가 있습니다. 우뇌와 좌뇌를 하나로 연결시켜 뇌기능을 하고 있는데, 특히 음악이라는 자극이 바로 이런 연결작용의 촉진을 도모합니다. 언어와 음악은 뇌기능 면에서 각각을 맡고 있는 뇌의 부위가 조금 다른 곳에 있지만, 언어의 멜로디적인 요소인 음높이의 변화와 리듬이 음악과 밀접하게 관련되어 있습니다. 그렇기 때문에 엄마가 좋아했던 음악에 노출되었던 태아가 태어난 후 정서도 안정되고 집중력이 있으며 언어를 더 빨리 습득할 수가 있지요.

태교음악으로 적당한 곡이 대부분 클래식 음악으로 알려져 있지만 반드시 그렇지만은 않습니다. 다만 임산부 자신이 어떤 음악이라도 좋아하거나 듣고 마음이 편해지는 곡이면 다 됩니다. 그러나 우울해지거나, 슬프거나 신세한탄이나 시끄러운 곡이나 난삽한 곡은 피하는 것이 좋겠습니다. 또한 우리나라 전통의 정악이나 창작국악 등, 국악들은 대부분 권해볼 만한 음악이라고 봅니다. 한편 음악을 감상할 때는 태아를 위한다는 생각으로 애를 쓰거나 긴장하여 듣지 말고 편안하게 감상하도록 하며, 때때로 악기를 연주해 보거나 배우는 적극적인 음악레슨도 권해볼만 합니다.

임신 초기에는 엄마의 마음이 평온해지는 음악을 듣는 것이 좋고, 임신 중기에는 아름다운 음악을 듣고, 임신 후기에는 진동이 강한 음악을 듣는 등, 때마다 자극을 달리하면 태아 뇌기능의 복잡도가 증가됩니다.

임신 6개월쯤이 되면, 소리의 전도를 맡고 있는 속귀의 달팽이관과 몸의 균형을 맡고 있는 전정기관이 완성됩니다. 그것은 대뇌의 신경회로로 연결되고 임산부의 자궁벽이 얇아지기 때문에 태아는 바깥 소리를 엄마의 피부를 통해 훨씬 쉽게 들을 수가 있어서, 외부의 소리에 민감한 반응을 나타냅니다.

 접시가 쨍그랑 깨지는 소리, 자동차의 경적과 같은 시끄럽고 충격적인 소리가 들리면 태아는 깜짝 놀라듯 움찔하고 반응합니다. 이렇게 귀로부터 자극이 뇌에 전달되고, 기억이란 형태로 남게 되며, 그로 말미암아 태아는 기억할 수 있는 능력을 연마하게 됩니다. 특히 임신 8~9개월에는 대뇌피질이 빠르게 발달하기 때문에 생각하고 느끼고 기억하는 능력이 생깁니다. 이 시기에 음악과 결합된 그림책과 엄마의 목소리가 태아의 뇌 발달에 큰 역할을 해 줄 수가 있습니다. 하지만 엄마의 목소리와는 다른 굵고 믿음직한 아빠의 목소리를 통한 태아와의 대담, 이 또한 아주 중요합니다. 태담, 태아와 아빠와의 태담은 태아의 탐구욕과 지적 호기심을 진작시키고 정서가 풍부한 아이로 성장케 합니다. 이 또한 『태교신기』에서 강조하는 아빠의 주요한 역할입니다.

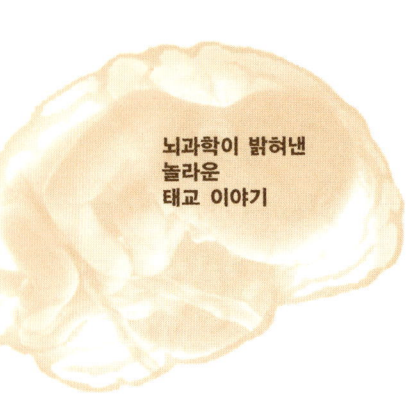

뇌과학이 밝혀낸
놀라운
태교 이야기

27. 뇌과학으로 본 태교

스님 이제부터는 제가 연수차 미국 하버드 대학과 컬럼비아 대학에 있을 때, 호기심과 흥미로 거기에 있던 뇌신경과학자들과 잠깐 교류한 적이 있습니다. 티베트의 달라이라마께서도 하버드 의과대학교 교수들과 명상수련에 대해서 이야기를 나누었다고 들었습니다. 그때에 들었던 뇌과학의 기초지식과 태교와는 어떤 연관성이 있을 법합니다. 이런 부분에 대해 도움 되는 것이 있으면 항목별로 이야기를 해주시면 고맙겠습니다.

박사 먼저 남녀 간에는 어느 순간 사랑이 싹트는 때가 있습니다. 이때를 연애라고 부릅니다. '사랑할 때에는 눈에 콩깍지가 덮인다'는 속담이 있지요. 즉 연애를 하는 순간에는 눈이 멀어 상대방의 단점은 보이지 않습니다. 더운 여름에도 아랑곳없이 서로 몸을 접촉하며 뜨겁게 연정을 불사르곤 합니다.

상대방과 사랑을 하면, 장래 그 사람과 함께 살면, 어떤 면에서 편안하고 행복하고, 그 사람과 인생설계는 어떻게 하며, 장래 계획은 어떻고 등등의 이성적인 판단은 전혀 뒤로 한 채, 거의 무조건적으로 감정이 앞서는 경향이 됩니다. 부모님 몰래 교제도 하고 평소 본인이 살던 모습과는 전혀 다르게 행동을 할 수가 있습니다.

이런 연애라는 감정이 일어나면 뇌 안에서 무슨 일이 일어날까요. 이제 그 뇌 안으로 슬슬 여행을 해보도록 합시다. 좋고 싫은 감정을 다루는 곳은 주로 대뇌 신피질의 전두엽前頭葉, 시상하부視床下部, 편도체扁桃體입니다.

전두엽은 생각하고, 판단하는 등 인간의 정신활동을 관장하는 역할을 하는 곳입니다. 지금까지 겪은 인생의 경험, 지식 등과 교제하는 상대방을 관찰하고 느낀 정보를 바탕으로 연애를 할까 말까의 여부를 판단합니다.

시상하부는 식욕, 성욕 등 본능적인 욕망을 분출하는 부위이지요.

이곳에서는 교제하는 이성異性에 대해 성적인 매력을 느끼면서 성욕을 일으킵니다.

편도체는 호감 또는 혐오감에 대한 감정에 대하여 반응하는 신경세포의 다발인데, 의지결정을 하는 순간에는 거의 절대적으로 이곳에서 관장합니다. 물건의 호감 여부나 현재 사귀고 있는 상대방이 좋은가 싫은가의 여부를 결정하지요.

전두엽, 시상하부, 편도체가 이렇게 상호협조하거나 대립하거나 보완하면서 최종적으로 판단합니다. 만약 전두엽은 찬성하지만 시상하부가 반대한다면 그 사랑은 플라토닉 사랑이 되고, 전두엽은 반대하고 시상하부는 찬성하는 상대방은 섹스 파트너로 귀착됩니다.

만나는 상대방을 볼 때, 기분이 상쾌해지는데, 그때 뇌 안에는 도파민이라는 쾌락을 유도하는 신경전달물질이 과잉으로 분비됩니다. 이것이 분비되면 뇌는 강한 쾌감을 느낍니다. 이런 도파민 분비량과 분비 횟수가 많은 사람은 사랑이 풍만한 사람이고, 그 횟수가 적고 분비량도 적은 사람은 사랑이 결핍된 건조한 사람입니다.

스님들이 몸의 어려운 고통을 겪으면서도 하안거, 동안거 등 참선수행을 하는 목적은 고통의 그 순간에도 스님의 뇌 안에서는 많은 양의 도파민이 분비되기 때문입니다. 도파민이 분비되는 곳은 A10신경이라는 쾌락중추로서 인간의 정신활동을 관여하는 기관을 자극합니다. 도파민이 분비되면 이런 기관을 행복감으로 거의 마비시킵니다. 도파민은 각성제와 비슷한 분자구조를 가진 물질로서 천천히 그 분비량이 증가함에 따라 뇌는 만족감을 가지게 되죠. 성적쾌감과 흥분을 추구하다가 그것이 달성되면 베타엔드로핀이라는 신경전달물질이 분비되기도 합니다. 도파민과 베타엔드로핀은 모두 인체에 해롭지 않으며, 의존성과 습관성 때문에 연애를 상습적으로 즐기는 사람들이 있게 됩니다.

 태교는 인자하신 예비 엄마가 아이에게 사랑을 가르쳐서 아이의 뇌에 도파민을 분비시켜 전두엽, 시상하부, 편도체를 활성화시키는 행위입니다. 사랑을 듬뿍 받은 뇌의 능력은 그렇지 않은 뇌보다 훨씬 다양하고 뛰어나게 우수합니다.

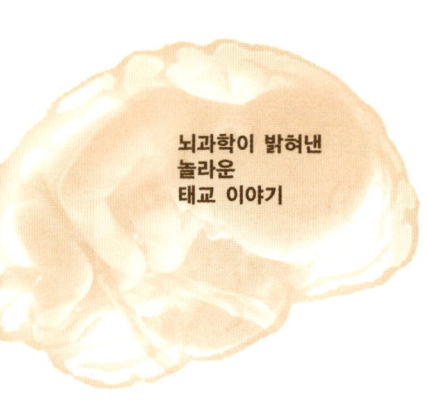
뇌과학이 밝혀낸
놀라운
태교 이야기

28. 뇌과학과 성욕

스님 신문이나 TV를 보면 가끔 성폭행 및 성범죄에 관련된 기사들을 볼 수 있습니다. 인간이면 누구나 가지는 성욕이 뇌과학으로는 어떻게 설명할 수 있을까요.

박사 대부분의 포유동물은 발정기 이외에는 성행위를 하지 않습니다. 그러나 인간은 다른 포유류와는 달리 일년 내내 아무 때에나 발정을 합니다. 오랫동안 성관계를 유지하지 않고 있는 중년부부들도 상대방을 바꾸면 갑자기 성욕을 느끼는 경우도 있습니다. 그렇다면 인간은 어떻게 하다가 색을 좋아하는 특별한 동물(?)이 되었을까요.

　인간에게서만 극도로 발달한 대뇌가 원래는 시상하부가 지배하고 있는 성욕에 적극적으로 관여합니다. 다른 동물은 소뇌와 송과체松果體에 의하여 발정기가 결정되어 일정한 시간이 되면 시상하부에 전달되어 성욕의 실행으로 옮기지만 인간은 대뇌가 발정시기와 성욕을 자유롭게 조절합니다. 시상하부는 뇌간이라는 뇌의 중심부에 위치하며, 크기도 매우 작아서 1cm 정도에 지나지 않습니다. 수면, 체온, 혈압의 조절과 위산분비, 수분조정 등 생명을 유지하기 위한 중추로 중요한 기능을 맡고 있으며, 성욕·식욕·명예욕 등 인간의 3대 본능을 조절합니다. 세 가지 본능은 원래 생명의 유지와 종의 보존을 위해 작용하지만 거의 충동적으로 발생합니다.

　대뇌의 전두엽은 시상하부로부터 전달된 성욕 등의 본능을 시각, 청각, 후각을 통해 이입된 정보와 과거의 기억을 결합하여 성행동을 일으킬까 또는 억제할 것인가를 판단합니다. 이와 같이 이성과 지성이 성욕의 필터로 작용하지만 인간의 대뇌는 성행위가 쾌감과 강한 자극을 수반하고 있다는 사실을 주지하고 있으므로 가만히 있는 시상하부를 자극하여 성욕을 분출하기도 합니다. 시상하부로부터 발생된 동물적인 성욕은 종의 보존을 위한 생식에 관여하지만, 전두엽에서 발생된 인간적인 성욕은 쾌락을 목적으로 삼습니다.

　1990년대의 IMF시대를 지나면서 한국사회도 많이 바뀌어가고 있습니다. 우리나라의 이혼율도 어느덧 선진국 수준에 육박하고 있습니다. 그래서 전통적인 가정은 파괴되거나 새로운 형태의 가정으로 바뀌어가고 있지요. 또한 일본에서는 황혼이혼이라 하여 남편의 정년을 기다렸다가 남편이 은퇴를 하게 되면 연금을 아내가 독차지하여 편안한 노후를 가지려는 여성들이 늘어나고 있다고 합니다. 여성의 경제적 자립, 이혼에 대한 수치나 죄악감의 소멸, 경제불황에 따른 여러 가지 원인에 의해서 이혼가정이 늘어가고 있지요.

서로 모르던 남녀가 교제한 지 2~3개월까지는 도파민 등 마약물질이 뇌 안에서 분비되어 서로 관심을 갖고 거의 매일 스마트폰으로 문자를 보내고 통화도 하고 못 만나서 안절부절 하곤 합니다. 그 이후부터는 상황이 점점 달라지지요. 그러다가 결혼 4년 정도가 되면 어느 날 갑자기 권태기를 느껴 파경을 맞게 되기도 합니다.

그러나 인간은 욕망을 조절하는 유일한 동물이며, 그것을 관장하는 사령탑은 바로 대뇌피질 중 전두엽입니다. 생식生殖을 목적으로 하는 동물들의 성욕과는 달리 인간의 성욕은 생식보다는 쾌락을 추구하는 경향을 가지고 있습니다. 해마다 이혼이 증가하고 남녀관계가 오랫동안 유지하기 곤란한 것은 섹스를 단순히 성욕을 처리하는 놀이로 여기는 경향이 우리 사회에 팽배하게 자리하고 있기 때문입니다. 여성이 특히 불륜에 빠지는 이유 중 하나인 '남편에게서 오르가즘을 얻지 못합니다' 라는 말은 '대뇌피질 속의 전두엽이 권태에 빠져 있다' 라는 의미가 함축

되어 있습니다.

생애의 반려자로서 서로를 인정하는 남녀, 부부는 뇌의 전두엽을 잘 활용하여, 혈기가 왕성한 젊은 시절에는 어떻게 해야 훌륭한 2세를 생산할 것인가를 깊이 생각해 보아야 하고, 나이가 들어감에 따라서 성욕의 감퇴와 더불어 섹스만이 아니라 다른 방법으로도 일상생활을 서로 즐기는 정신적인 종교공부도 해야 합니다. 뇌의 전두엽은 피안이나 천당의 세계를 볼 수 있는 눈을 가지고 있습니다. 이 전두엽을 활성화시키는 것이 우리 종교지도자들의 사회를 향한 역할이며 사명인 것입니다. 그래야 개개인인이 건전해지고 가정이 튼튼해지며 사회가 안정되며 나라가 융성해집니다. 종교의 기능, 종교지도자들의 역할은 아무리 강조해도 넘치지가 않습니다.

그리고 젊은 여성의 자궁은 생명[胎兒]을 잉태하는 순간부터 인생공부를 하는 교실입니다. 만약 이 교실이 쓰레기, 먼지, 화학물질, 소음으로 오염되어 있다면 그곳에서 공부하는 학생[태아]의 공부가 제대로 되겠습니까. 바로 이곳을 미리 청소하여 깨끗한 상태를 유지해야 합니다. 그것은 정신적으로 육체적으로 정화시켜 앞으로 나타날 손님을 잘 맞이할 수 있도록 여성들을 도와주는 일입니다. 이 일을 바로 우리 성직자들이 담당해야 하고 모든 노력을 경주해야 하는 것이지요.

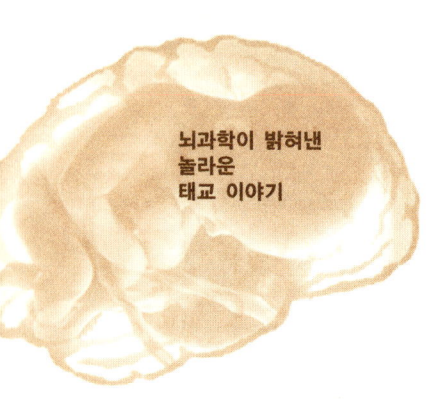

뇌과학이 밝혀낸
놀라운
태교 이야기

29. 뇌과학과 본능

스님 인간의 본능과 욕심이 일어나는 현상을 뇌과학의 입장에서 설명해 주시면 감사하겠습니다.

박사 인간의 뇌에는 활동 영역에 따라서 세 가지의 뇌로 구분합니다. 안으로부터 바깥 방향으로 구피질舊皮質, 고피질古皮質, 신피질新皮質로 구성되어 있습니다.

구피질은 가장 원시적인 뇌로 '파충류의 뇌'라고도 부릅니다. 구피질에 들어 있는 뇌간은 주로 생명유지를 위한 가장 중요한 활동인 호흡,

순환, 배설 등 가장 원초적인 기능을 맡고 있습니다.

고피질은 뇌간 위에서 뇌간을 둘러싸고 있으며 주로 감정을 맡고 있는데 '구포유류의 뇌'라고도 합니다. 이 부위를 대뇌변연계라고도 합니다. 시상하부와 함께 자율신경 기능과 내분비 조절을 통합하며, 공격, 도피, 섭식, 성행동 등의 본능적인 행동을 조절하고 쾌감, 불쾌감, 분노, 공포감과 같은 정서반응도 이곳이 조절하고 있습니다.

신피질은 그 위를 둘러싸서 발달된 '신포유류의 뇌'라 부릅니다. 전두엽이 대표적인 예로서 지적인 활동을 맡는 중추입니다. 구피질과 고피질을 '동물뇌'라 하고 신피질을 '인간뇌'라고 명명할 수가 있습니다.

본능은 뇌의 작용 또는 기능으로 우리가 생명을 유지하거나 종족을 보존하기 위해 선천적으로 프로그래밍이 되어 있는 것을 말합니다. 아주 오랜 옛날부터 우리 조상들은 먹이를 획득하고 성생활을 하면서 자손을 번식하였습니다. 그리고 집단을 형성하면서 외적으로부터 자기 종족을 지키려는 리더쉽을 가지게 되었지요. 바로 이것에서 식욕, 성욕, 명예욕의 3대 욕망이 형성되었으며, 또한 이것이 바로 본능입니다.

명예욕은 인류가 변천하면서 고도로 발달된 욕망인데 원래 인간은 어떤 그룹에 소속되면 훨씬 더 안정감을 느끼는 소속감을 가지는데, 소위 이것이 명예욕의 초기 버전입니다. 그래서 동창회, 향우회, 지역감정 등을 형성해서 인간은 왕따가 되고 싶지 않는 본능을 소유하게 되는 셈입니다.

　이처럼 뇌의 3층 구조의 관점에서 보면 인간의 마음속에는 본능이라는 원시적인 동물의 마음이 늘 자리하고 있습니다. 수행자들은 참선 수련을 통해서 인간의 마음자리를 들여다보아야 합니다. 그런 행위를 통해 동물뇌와 인간뇌의 작용을 자유자재로 조절하는 작용이 뒤따라야 합니다. 고피질, 구피질의 작용을 쉽게 억제할 수 있어야만 본능의 힘이 잠재워지고 신피질이 관여하는 영적인 세계로 접근할 수 있는 법이기 때문입니다. 수행자에게 도덕적인 점을 요구하게 되는 것은 바로 이 점 때문이라는 사실을 당사자들은 잘 알아야 할 겁니다.

뇌과학이 밝혀낸
놀라운
태교 이야기

30. 식욕이라는 본능

스님 그럼 본능은 대뇌피질과는 관계가 없는 것 같군요. 본능에 대하여 조금 더 깊게 논의하고 싶습니다. 인간이 지니고 있는 본능 중에 하나인 식욕에 대하여 말씀해 주시죠.

박사 기억, 판단, 명령을 내리는 것 등 고도의 정신기능과는 달리 성욕, 명예욕을 시상하부가 담당하는 것처럼 식욕도 시상하부가 맡고 있습니다. 시상하부에는 2개의 식욕중추가 있는데, 먹고 싶다는 의지를 나타내는 섭식중추와 더 이상 먹고 싶지 않다는 의지를 나타내는 충만중추가 있습니다. 이렇게 식욕중추에는 플러스와 마이너스 작용을 일으키는 두 종류의 조절중추가 있는 것이 보통입니다. 고양이의 동물실험을 통해 섭식중추에 전기자극을 가하면 아무리 먹어도 충만감을 느끼지 못하여 전기자극이 정지할 때까지 계속 먹습니다. 반대로 충만중추에 전기자극을 가하면 뱃속이 비어 있음에도 불구하고 충만감을 느껴 아무것도 안 먹는데, 이것도 전기자극이 끝나는 순간까지 계속됩니다.

섭식중추와 충만중추에 각각 자극을 준다면 '먹어야 하겠다' 와 '먹지 말아야 하겠다' 를 지시하는 신호를 받습니다. 이 신호를 누가 보낼까요. 그것은 주로 혈액 속에 함유되어 있는 포도당입니다. 혈액 중의 포도당의 함량이 작아지면 시상하부에 있는 섭식중추가 자극되어 공복감을 느끼게 하며, 포도당의 함량이 높아지면 충만중추가 자극되어 충만감을 느끼게 합니다. 지금까지의 중추활동은 동물적인 가장 저차원의 식욕과 관련된 활동을 보여주는 것입니다.

그러나 실제로 먹는 행위를 조절하는 곳은 전두엽입니다. 그래서 '먹고 싶다' 라는 신호를 시상하부에서 발생시키더라도 전두엽이 그 신호를 무시해 버리면 식사를 하지 않습니다. 깊은 도의 경지에 든 고승이 명상수련을 하면서 곡기를 조절하는 것은 바로 전두엽이 자유자재로 섭식중추와 충만중추를 조절할 수 있기 때문입니다.

살을 빼려는 의지를 관철하고자 계속하여 식욕을 제한하면 시상하부의 기능이 마비되어 거식증拒食症, 과식증過食症이라는 섭식장애를 일으킬 수 있습니다. TV나 영화에 자주 출연하는 연예인이나 수퍼모델의 약 60%는 거식증 환자이거나 곧 거식증 환자가 될 수 있습니다. 따라서 심한 다이어트는 마음과 몸의 불균형을 초래할 수가 있어서 매우 위험하므로 주의해야 합니다. 다이어트를 성공하려면 식욕중추와 전두엽과의 조화로운 협업이 이루어져야 합니다. 따라서 '건전한 육체에 건전한 정신이 생긴다' 라는 속담처럼 동물적인 뇌와 인간적인 뇌의 협업이 있어야만 합니다.

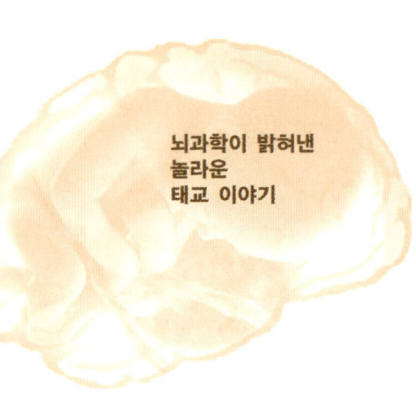

뇌과학이 밝혀낸
놀라운
태교 이야기

31. 식욕과 성욕의 관계

스님 그러면 식욕과 성욕의 관계에 대해서도 한 말씀해 주시죠.

박사 시상하부에 있는 식욕중추와 성욕중추 사이의 간격은 약 1.5mm 만큼 떨어져 있습니다. 두 개의 서로 다른 역할을 하는 중추가 매우 가까이 있으니 서로에게 영향을 주고받지 않을 수가 없겠지요. 대식가들은 대개 성을 즐기거나 매우 좋아하는 사람들입니다. 그래서 처갓집에 갔을 때 반찬의 종류에 관계없이 식사를 잘하는 사위를 보고, 흐뭇해하는 장인과 장모의 모습 속에는 벌써 그런 생각이 스며들어 있습니다. 즉 식욕이 왕성하니 자기 딸에게도 잘해주겠지 하는 생각을 갖는 것은 누가 가르쳐 주거나 배워서 아는 것이 아니고, 그런 본능의 소프트웨어가 간직되어 있기 때문입니다.

그런데 남자와 여자의 경우, 성욕중추와 나란히 있는 식욕중추의 종류가 다릅니다. 즉 성욕중추 옆에 남자와 여자는 각각 섭식중추와 충만중추가 있습니다. 남자들이 공복감을 느낄 때에는 곧 섭식중추들이 자극되는데 바로 옆에 있는 성욕중추까지도 과민하게 반응할 수가 있는 거죠. 여자들이 배불리 먹어서 충만감을 느낄 때에는 충만중추가 자극되며 그와 동시에 성욕이 높아집니다. 실연과 동시에 쇼크에 빠진 여성들이 식욕을 조절하지 못해서 음식을 많이 먹는 경우가 있는데, 이것은 충만중추와 성욕중추 사이의 관계로부터 이해할 수가 있습니다. 실연에 의해서 성욕중추에 큰 위협이 가해지면 인접한 충만중추에까지 그 기능의 조절이 원활하지 못해서 그런 현상을 초래합니다.

이렇게 남자와 여자 사이에는 욕심의 질과 성격이 차이가 납니다. 이런 욕심을 최종적으로 진두지휘하는 곳은 역시 대뇌피질의 전두엽입니다. 이런 전두엽의 활동을 상대방이 이해하려면 평소의 대화에서 상대방을 이해하려는 노력밖에 없겠지요. 상대방의 보이는 세계에서의 공통점 및 차이점, 보이지 않는 세계에서의 공통점 및 차이점 등을 면밀히 분석하고 이해하는 노력이 있어야 합니다. 이런 노력의 일환으로 부부싸움 내지는 사랑싸움이 일어나며 이런 싸움의 규모와 빈도수에 따라서 각 가정은 새롭게 태어납니다. 모든 것은 상대방과 평소의 대화습관으로부터 결정된다고 봅니다. 이런 대화가 미래에 올 손님[胎兒]의 수준을 결정할 수 있겠지요.

뇌과학이 밝혀낸
놀라운
태교 이야기

32. 본능과 이성의 조화

스님 본능을 무조건 억제하거나 억압한다고 다 좋은 것은 아닌 것 같습니다. 이런 본능과 이성을 조화시키는 노력이 인생의 매 순간마다 경주되어야겠군요. 물론 이것은 교육으로만 이루어지지는 않겠지요. 선천적인 뇌의 발달이 뒤따라야 조화로운 균형감각을 가지고, 인간의 기본 본능인 성생활을 잘 한다는 뜻을 말씀하신 것 같습니다. 그러면 뇌 안에서 어떻게 마음이 생겨나는지에 대해서도 말씀해주십시오.

박사 '내 마음이 아파요' 또는 '마음이 안정되지 않고 왜 이렇게 펄떡펄

떡 뛰지' 라는 말이 있는데, 이때에 심장이 두근거리면서 고동소리도 들리는 것 같아서 마치 마음이 심장에 있는 것처럼 옛날 사람들은 생각했습니다. 그래서 심장을 마음이 있는 장기라는 뜻으로 불렀습니다. 그러나 현대과학의 발달에 따라서 마음은 뇌의 작용 중의 하나라는 통설이 받아들여져 있습니다. 유럽에서 많은 전쟁이 일어났었는데, 그때 전쟁으로 뇌를 다친 수많은 부상자의 외과수술로 뇌의 구조와 기능에 대한 이해와 경험이 생겨나서 '뇌와 마음' 이라는 말이 자연스럽게 태어났습니다. 전쟁이 인간을 둘러싼 의학의 기술을 발달시켰는데, 인간을 죽이는 행위가 바로 미래의 인간을 살리는 과학으로 돌변한 것은 참으로 아이러니하고 신비롭기까지 합니다.

의식이 없는 수면 중에도 뇌는 주로 체온조절 및 내장의 운동에 관여하지만 낮에 수집했던 각종 정보의 처리 등 정신적인 활동을 조용히 하며, 꿈 등 우리가 접할 수 없고 느낄 수 없는 신비로운 세계에도 관여하는 등 소위 마음의 작용을 합니다.

마음의 작용을 크게 분류하면 '지知·정情·의意', 이 세 가지입니다. 인간 이외의 동물인 개나 고양이에게도 '지·정·의'는 존재하지만 인간 정도 수준의 마음은 존재하지 않습니다. 그것은 인간의 경우 뇌의 기능이 고도의 수준으로 유지되며, 또 뇌의 구조가 복잡하게 연결되어 있어서 다른 동물과는 월등히 다른 마음을 가지고 있기 때문입니다.

'인간뇌'라고 부르는 '지'를 담당하는 대뇌신피질은 인지, 사고, 학습 등 지능적인 활동을 주로 맡고 있습니다. 한편 '동물뇌'라 부르는 정동情動과 본능을 담당하는 대뇌변연계는 희로애락을 관장합니다. 희로애락의 감정은 대뇌변연계의 편도체와 시상하부에서 일어납니다. 이미 앞에서 언급했듯이 시상하부는 본능적인 욕망이 발생하는 중추이고, 편도체는 호감, 혐오감을 판단하는 중추입니다. 이 두 곳이 감정의 발생과 관련되어 중요한 역할을 하고 있습니다. 편도체는 그 자체의 판단과 시상하부로부터 송출된 정보를 분석하여 희로애락의 감정을 결정합니다.

편도체에서 결정된 감정은 신경세포의 다발로 이루어진 신경계를 통해 대뇌신피질로 전달됩니다. 대뇌의 전두엽에서는 편도체로부터 송출된 감정을 지성과 이성에 의하여 최종적으로 걸러져서 인간의 표정이나 행동을 유발시킵니다. 만일 이런 과정이 흘러가는 단계에서 어느 곳인가의 결함이 생겨서 단락이 생기면 감정표현에 이상이 생기거나 행동의 장애가 발생하기도 합니다.

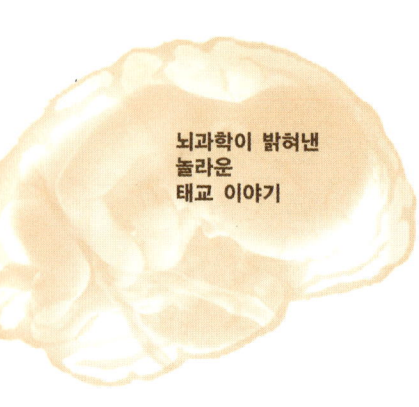

뇌과학이 밝혀낸
놀라운
태교 이야기

33. 감정의 조절

스님 감정을 관할하는 부서가 뇌 안에 따로 존재하는군요. 박사님의 말씀으로 보면 감정표현이나 인간의 원활한 행동 속에도 이런 오묘한 원리와 작용이 숨겨져 있었군요. 물론 이런 표현을 하는 데에도 뇌의 곳곳은 서로 뉴런으로 연결된 망이 관여하겠지요.

이런 뉴런망의 결합촉진을 위하여 엄마와 태아 사이의 유대감을 일으키는 태교의 중요성을 강조하시는군요. 이제 그 까닭을 조금 알 것 같네요. 인간은 생활을 하면서 말을 하고 글을 씁니다. 그렇다면 뇌와 언어생활에는 어떤 비밀이 깃들어 있을까요.

박사 인간이 동물과 다른 '인간다움'이라는 관점을 뇌기능과 연관지어 이야기할 때, 바로 '언어'와 '문자'라는 단어가 대표적으로 떠오릅니다. 다른 동물에게는 없는 말과 글이 인류의 문화와 역사를 지금처럼 지구상에 존재토록 해주었습니다. 2,000년이 훨씬 넘었는데도 불경을 대대로 전수하여서 부처님의 말씀을 오늘에 되새기고 있지 않습니까.

발굴된 화석의 연구에 따르면 인류가 말을 획득한 때는 기원전 10만~4만 년의 네안데르타르인까지로 거슬러 올라간다고 합니다. 문자는 기원전 3,000년경의 슈메르인의 상형문자 발명을 들 수 있고요. 라스코 동굴벽화로 대표되는 원시적 그림 등을 고려하여 보면 기원전 3만 년경에 기호의 사용이 이루어졌습니다. 이집트, 메소포타미아, 중국 등의 3대문명 발상지의 유적과 함께 인류가 발명한 언어와 문자가 인류가 지닌 창조성의 원천이 되었습니다.

뇌에는 언어를 맡고 있는 영역이 있는데, 대뇌신피질의 좌반구에 그 영역이 집중되어 있습니다. 예를 들어 그 영역의 어느 한 곳이라도 손상을 받으면 언어장애를 일으킵니다. 운동성 언어영역의 손상은 말을 못하게 하며, 감각성 언어영역의 손상은 다른 사람의 말을 이해하지 못하게 합니다. '듣고, 읽고, 쓰고, 말하는' 언어생활의 뒤에는 이 두 가지 영역인 브로커Broca영역과 베르니케Wernicke영역의 원활한 협력의 뒷받침이 필요합니다.

브로커 영역을 포함한 감각성 언어영역은 귀로 듣는 말과 눈으로 보는 글의 의미를 이해하는 영역이며, 베르니케 영역을 포함한 운동성 언어영역은 대화하고 글을 쓰는 등의 근육운동을 조절하는 영역입니다.

엄마의 언어와 문화생활을 바탕으로 뱃속의 아기와의 충분한 대화 및 긴밀한 유대감은, 태아의 뇌의 언어중추를 자극하여 세상의 목소리를 듣고 깨우치고 창조적인 언어를 만들어내고, 세상에 나와서 여러 작품을 만들어냅니다. 우리가 선진국이 되려는 마당에 세상에 영향력 있는 사람의 출현을 위해서라면, 반드시 여인들에게 태교가 선행되어야 하는 이유가 바로 이점입니다. 우리 민족이 압박을 받은 일제강점기, 한반도 내에서의 전쟁을 겪는 특별한 경험 속에서도 훌륭한 문학작품을 전 세계를 향해 내놓지 못한 이유는 여성을 향한 훌륭한 언어교육이 없었기 때문입니다. 엄마가 훌륭하면 뱃속의 아기와의 자연적인 유대감으로 깜짝 놀랄 창의성을 지닌 큰 인물이 태어날 수가 있습니다. 이것이 우리나라 같이 작은 나라가 선진국으로 진입하고 선진국 수준을 유지한 채로 지속적으로 발전하는 첩경입니다.

뇌과학이 밝혀낸
놀라운
태교 이야기

34. 성격형성과 뇌과학

스님 젊은이들이 소개팅을 하면 먼저 통성명을 한 후에 서로의 혈액형을 묻곤 합니다. 아마도 상대방의 혈액형을 알면 상대방의 성격을 파악할 수 있다고 생각하기 때문일 겁니다. 이것에 대한 사실여부는 차치하고, 사람의 성격형성을 뇌과학의 입장에서는 어떻게 설명할 수가 있을까요.

박사 혈액형에 의한 점, 점성술, 손금, 관상, 사주팔자 등, 상대방을 알고자 하는 방법은 여러 종류가 있을 겁니다. 미래를 알 수 없는 항상 불안한 현재를 살고 있는 인간은 미래를 점치는 여러 종류의 행위를 가지게 되었습니다. 그건 우리나라만 있는 게 아니지요. 세계의 여러 나라도 방법은 조금씩 다르지만 그런 형태를 다 가지고 있지요. 다만 공통점은 이와 같은 점술에는 과학적인 근거가 없어요.

그러나 뇌 안에 존재하는 각 부위의 기능은 성격형성에 큰 영향을 끼칩니다. 최첨단 의료기기를 이용하면 뇌 안의 영상을 선명하게 얻을 수가 있습니다. 이런 기기를 사용하여 뇌 안의 부위 상태를 조사해보면 이론적으로는 사람의 운명이나 성격을 판단해 볼 수 있습니다. 물론 아직은 멀었지만 머지않아 가능한 기술이지요.

전두엽이 정상적으로 동작하는 사람들은 이성에 의해 자신의 감정을 조절하며, 모든 일에 냉정하고 치밀하게 대처하는 경향을 주로 가지고 있습니다. 그러나 모든 일을 너무나 철저하게 대응하기 때문에 스트레스를 받기 쉽지요. 편도체에 문제가 있는 사람은 감정의 결단이 둔해서 무기력한 성격이 되기 쉽고, 따라서 감정을 제대로 다스리지 못하여 무질서한 행동을 하는 경향을 가집니다.

해마는 일시적인 기억을 저장하는 장소인데, 편도체가 희로애락의 감정을 결정할 때에는 이 기억을 해마에 일시적으로 저장해요. 따라서 해마가 약한 사람은 기억의 연속성이 깨져서 성격의 일관성을 유지하기 어려운 경향을 가지게 됩니다. 측두엽과 두정엽도 기억의 저장소이기도 한데, 이곳이 각 개개인의 자아실현 및 자존감 등 특유의 성격을 형성해줍니다. 측두엽 또는 두정엽이 약한 사람은 치매증을 가지기가 쉽습니다.

　뇌기능 장애로 알려진 주의력 결핍증을 가진 ADHD 아동이 요즈음 매우 증가하고 있습니다. 이것은 뇌 안의 신경활동의 저하, 신경전달물질의 분비량 감소 때문입니다. 이런 현상을 유발시키는 원인 중에는 환경호르몬이 부상되고 거론됩니다. 농약과 공장폐수에 의해 대두되는 유해물질은 야채나 가공식품, 음료수를 통해 인체에 축적되고 뇌나 다른 기관에 손상을 유발시킵니다. 더욱 심각한 것은 이런 유해물질이 엄마의 자궁을 통해서 태아에 전달되면 태아의 뇌를 손상시켜 아이에게 주의력결핍증을 유발시키는 요인이 됩니다.

　따라서 임신 중에는 가공식품을 멀리하고 자연식을 즐기는 지혜를 가져야 합니다. 때때로 스님들의 식사인 선식禪食을 임산부들에게도 권할 필요도 있겠지요. 그래서 우리 여성의 자궁 속을 깨끗하게 청소하여 새로운 손님맞이[임신]를 하도록 해야겠지요. 앞으로는 무엇보다 이런 종류의 일에 공헌하는 성직자들이 많이 나와야 합니다. 태교와 관련한 우리나라의 산업발전이 이루어지면 참으로 좋을 것 같아요. 즉, '임산부와 함께하는 템플스테이-태교산업' 말입니다. 불교가 구체적으로 나라와 세계에 기여하는 큰 일이 되겠지요. 그래서 미국과 유럽의 여성들이 강원도 깊은 산 암자에 모이면 어떨까 ― 생각합니다. 하하하…….

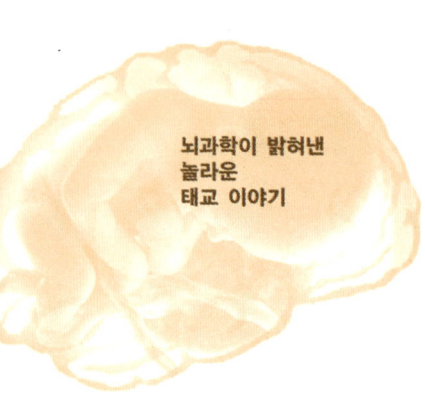

뇌과학이 밝혀낸
놀라운
태교 이야기

35. 뇌의 하드웨어와 소프트웨어

스님 인간다움의 상징은 인간이 소유하고 있는 인간의 뇌라고 박사님은 말씀하십니다. 즉, 대뇌의 신피질이라고 하셨지요. 지구상에서의 특이한 기능을 하는 신피질의 발생은 어류, 양서류, 파충류, 조류 등의 뇌의 발생, 그 진화와 관련이 있습니다. 이처럼 눈으로 볼 수 있고, 손으로 만져볼 수 있고, 느낄 수 있는 뇌의 구조인 하드웨어와 그 구조 속에 숨겨져 있는 눈에 보이지 않으면서도 지극히 뇌다움을 가지고 있는 소프트웨어, 이 두 가지로 뇌가 구성되어 있는데 그것에 대하여 박사님의 의향을 말씀해 주십시오.

박사 아주 훌륭한 질문이시군요. 다른 어느 동물의 뇌와는 달리 인간의 뇌는 매우 특이합니다. 그래서 인류의 출현은 매우 오랜 기간이 필요했다고 봅니다. 인류의 조상인 원시인류의 뇌의 무게는 약 400g이며, 현대인의 뇌는 약 1,300g입니다. 400g의 뇌가 오늘날의 뇌로 바뀌게 되기까지는 무려 400만 년이 걸린 셈이죠. 엄마의 몸으로부터 갓 태어난 신생아의 뇌의 무게는 실제로 약 400g입니다. 그런데 바로 태어난 신생아의 400g이 약 1,300g이 되는 데는 무려 20년 정도 걸린다고 봅니다. 인간이 인간다움의 사회문화 등 정신활동을 하는데 걸리는 20년 동안은 지질시대 400만 년 동안의 진화과정과 필적합니다.

 그러면 그 20년 사이에는 어떤 비밀이 숨겨져 있을까요. 그 동안 뇌에서는 무슨 일이 벌어질까요. 예, 대략 20년간의 뇌의 발육과 발달과정에서 뇌의 사령탑인 전두엽의 기능이 만들어집니다. 그러므로 태어나서부터 초기의 10년이 참으로 중요합니다. 뇌의 구조를 크게 하드웨어와 소프트웨어로 구분하면 인간의 사고 및 행동전반을 조절하는 전두엽은 소프트웨어로 대변될 수 있습니다. 그리고 이 전두엽 및 각종 정보를 제공하는 대뇌의 신피질과 다른 부분을 통틀어서 눈으로 관찰할 수 있는 모든 부분은 하드웨어입니다.
 이 하드웨어는 성인이 되어서도 어느 정도 발육하고 성장하지만, '가장 인간다움의 보고'인 소프트웨어가 저장되어 있는 전두엽은 각종 자극이 10세 이전까지 주어져야 원활한 기능이 가능해집니다. 즉, 소프트웨어에는 10세까지 여러 종류의 적나라한 자극을 주지 않으면, 창의력으로 무장된 제대로 된 소프트웨어의 등장을 기약할 수가 없습니다. 신생아가 태어나기 전까지의 과정을 뒤집어 살펴보면 엄마 뱃속에서의 10개월간 태아의 뇌는 진화과정에서 어류의 뇌, 파충류의 뇌, 조류의 뇌, 원시 포유류의 뇌를 겪어가며 400g의 뇌가 형성되는 것입니다. 이 태아기간에도 적절한 자극이 절대적으로 필요합니다. 우선 참고로 법정 스님의 글 한편을 소개합니다.

나는 할머니의 지극한 사랑을 받으면서 자랐다. 엄마의 품속에서보다도 삐쩍 마른 할머니의 품속에서 혈연의 정을 익혔던 것 같다. 그렇기 때문에 내 입산 출가의 소식을 듣고 엄마보다 할머니가 더욱 가슴 아파했을 것이다. 내가 해인사에서 지낼 때 할머니가 돌아가셨다는 소식을 뒤늦게 친구로부터 전해 들었다. 할머니는 돌아가시기 전에 나를 한번 보고 눈을 감으면 원이 없겠다고 하시더란다. 불전에 향을 살라 명복을 빌면서 나는 출가수행자가 된 후 처음으로 눈물을 많이 흘렸다. 내게 문학적 소양이 조금이라도 있다면 할머니의 팔베개 위에서 소금장수를 비롯한 옛날이야기를 많이 들으면서 자란 덕일 것이다. 나는 할머니를 너무나 좋아해 어린시절 할머니가 가시는 곳이면 어디든 강아지처럼 졸졸 따라나섰다. 일제 말엽 담배가 아주 귀할 때 초등학생인 나는 혼자서 10리도 넘는 시골길을 걸어가 담배를 구해다 드린 일도 있다. 내가 여덟 살, 초등학교에 입학할 때 할머니를 따라 옷가게에 옷을 사러 갔는데 그 가게에서는 경품을 뽑도록 했다. 내 생애에서 처음으로 뽑은 경품은 원고지 한 묶음이었다. 운이 좋으면 사발시계를 탈 수 있었는데, 나는 종이 한 묶음을 받아들고 무척 아쉬워했다. 지금 돌이켜보면 원고지 칸을 메우는 일과 나는 그때부터 인연이 있었나 보다. 할머니의 성은 김해 김씨, 이름은 금옥, 고향은 부산 초량, 그래서 부산 초량을 지날 때는 그곳이 아주 정답게 여겨졌다.

엄마의 사랑이라는 자극은 태어나서부터 뇌가 1,300g이 될 때까지 뇌 안의 전두엽을 구성하는 신경세포에 기억됩니다. 사랑은 신경세포와 신경세포의 결합인 시냅스에서 적절한 신경전달물질의 분비를 촉진시키며, 신경계 안의 소프트웨어를 안착시켜 줍니다. 앞의 글 법정스님의 '팔베개'에서 말해 주듯이 여성들의 사랑은 아기의 뇌기능에는 축복으로 가득한 능력을 선사합니다. 또한 태어난 후의 사랑보다 태어나기 전, 그리고 뇌가 만들어지는 순간, 생명의 뿌리와 대화하며 기도하는 엄마의 사랑은 아이의 뇌 안에 대뇌변연계 및 편도체를 자극할 것입니다. 왜냐하면 대뇌변연계는 밤하늘의 별들끼리의 대화, 꽃들의 속삭임, 시냇물이 만들어내는 자연의 음성, 대화하는 상대방의 속마음도 읽어낼 수 있는 능력의 소유자이기 때문입니다. 이것이야말로 성자들의 정신세계입니다. 이런 아이는 분명 세상을 아름답게 만들 수 있는 능력을 가집니다. 우리나라 젊은 여성들에게 피안의 세계를 보게 하고 자신의 생명뿌리를 볼 수 있도록 눈을 뜨게 하는 일이 무엇보다 중요하고 선행되어야 할 일입니다.

이것이 종교를 초월한 이 시대의 모든 성직자들이 해야 할 일이고, 걸어가야 할 길이 되어야 합니다. 성직자들은 어떤 이유로도 서로 비난하고 투쟁하거나 대립해서는 안 됩니다. 과거에 형성된 교리나 종교적 관행에 그런 요소가 다소 있다고 해도 개화된 현재의 인류사회에서는 그것마저 넘어서야 합니다. 인간 지성과 폭넓은 인류애로 말입니다. 오로지 인간의 진실을 봐야 합니다. 이렇게 연구되어진 과학적인 진실을 외면하고 어디서 따로 진실을 찾고 진리를 외칠 수 있겠습니까. 그러므로 설령 가르침이 다르다고 해도 그걸 대립의 빌미로 삼아서는 안 됩니다. 각 종교 간에 합심하여 이 일로 인류사회에 도움을 주고 기여해야 한다고 봅니다.

뇌과학이 밝혀낸
놀라운
태교 이야기

36. 여가생활과 뇌기능

스님 휴일이 되면 답답한 서울을 벗어나서 자연으로 나가는 행렬을 봅니다. 이런 여가 생활과 뇌기능 사이에는 무슨 관계가 있을까요.

박사 특히 봄철이면 엄마 아빠가 아이들을 데리고 들로 산으로 또는 놀이공원이나 식물원, 수목원 등으로 다니는 것을 많이 봅니다. 또한 젊은 남녀가 복잡한 시내에서 데이트를 하는 것보다 산이나 들로 나가서 자연을 배경으로 데이트를 합니다. 복잡한 시내에서 데이트를 하는 것보다 더욱더 효과적이기 때문이겠지요.

이런 행위는 인간의 뇌 안에 있는 '동물뇌'를 단련하여 뇌의 건강을 꾀하고자 하는 무의식의 표현입니다. 동물뇌는 대뇌변연계와 뇌간 등을 의미합니다. 만일 이곳이 어렸을 때부터 적절하게 자극받지 않으면 감정의 표현을 제대로 하지 못하는 무감동의 상태에 빠지게 됩니다. 그런 동물뇌의 기능을 원활하게 기르려면 부모와 자식 간에 사랑이 깃든 따뜻한 대화가 우선되어야 합니다. 또한 틈이 있으면 자연을 즐기려는 노력도 많이 해야 합니다. 즉, 산이나 바다, 시냇가나 동물원, 식물원이나 야외로 나들이를 하는 것이 매우 좋습니다. 나무나 풀로부터 발생하는 향기, 흙을 만지는 촉감, 바람과 파도로부터 일어나는 소리, 엄마의 정성이 담긴 도시락을 먹는 일, 밤하늘에 반짝거리는 별을 바라보는 일 등을 하며, 아이들의 동물뇌에 사무치는 자극을 줘야 하고 깊이 각인을 시켜야 합니다.

이런 행위를 하다보면 감정을 조절할 수 있는 능력이 생깁니다. 감정조절의 능력 위에 인간만이 할 수 있는 지적 행위를 원만하게 수행할 수 있고, 창의적인 활동을 하게 됩니다. 자연만이 아이에게 호기심과 탐구심을 촉발시키는 유일한 도구입니다. 그러나 요즘 어린이들이 몰두하는 컴퓨터 게임은 별로 그런 느낌을 주지 못합니다. 동물뇌에는 수천만 년 전부터 진화해온 수렵시대에서부터 익힌 수렵생활에서의 지혜가 녹아져 있어 이것을 자극하여 일깨우는 행위는 아이들에게 훌륭한 기회와 체험을 제공할 것입니다. 새로운 일을 왕성하게 도모하려는 활력과 의욕이 여기서부터 생깁니다.

뱃속 아이의 동물뇌를 자극시키는 창의적인 놀이 활동을 엄마가 개발하여 같이 교감을 갖는 행동을 권장하고 싶습니다. 디지털 놀이 말고 아날로그 놀이를 적극 권하고 싶습니다.

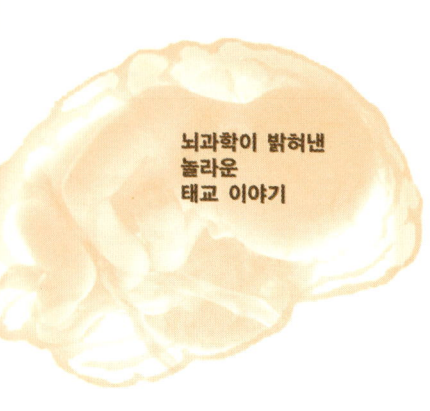

뇌과학이 밝혀낸
놀라운
태교 이야기

37. 손놀림과 뇌과학

스님 사람이 늙기 시작하면 몸의 여러 기관의 퇴화가 이루어집니다. 그래서 치매 예방을 위하여 집안에서 가만히 앉아 있으면서도 손가락 발가락을 연신 움직입니다. 신체부위를 가만히 두지 말고 자주 움직여서 활동하도록 권장하고 있지요. 우리 한국 사람들은 다른 나라 사람들과는 달리 어려서부터 젓가락을 사용하는 문화 속에 살아서 손놀림에 매우 길들여져 있습니다. 그래서 섬세한 공정이 필요로 하는 생산기술에 월등히 앞설 수 있는 능력이 있다고 합니다. 이런 현상은 뇌과학으로 어떻게 설명할 수 있을까요

박사 1950년대로 거슬러 올라가 캐나다의 펜벨트 박사의 업적을 예로 들 수 있습니다. 그는 국소마취 환자와 대화를 하면서 두개골을 연 채로 뇌수술을 집도하였습니다. 대뇌의 표면에 전기자극을 주면 환자의 얼굴에는 무엇인가를 느낀 표정이 일고, 그에 상응하는 손가락을 움직였습니다. 이 환자의 전기자극에 의한 반응을 토대로 신체 각 부위의 감각과 운동을 맡고 있는 뇌의 부위를 나타내는 펜벨트의 지도를 만들었습니다.

대뇌의 전두엽과 두정엽 사이에는 체성감각을 담당하는 체성감각영역이 있습니다. 바로 이곳의 앞에는 몸 전체의 운동을 조절하는 '운동영역'이 있고, 그 뒤에는 바로 신체 각 부위로부터 들어오는 감각을 느끼는 '체성감각영역'이 있습니다.

손, 입술, 그리고 혀와 같이 미소하고 섬세하게 운동하는 기관에도 무수히 많은 신경세포가 산재하여 있고, 그것을 사용하고 있으므로 그것에 명령하고 조절해주는 컨트롤 파워가 마땅히 뇌 안에 있어야 합니다. 우리가 고속버스 안에서도 월드컵 축구경기를 TV로 볼 수 있었던 것은 버스 지붕에 매달려 있는 위성안테나 때문입니다. 버스가 방향을 바꾸면서 이곳, 저곳을 달리더라도 위성신호의 방향에 따라서 안테나 위치의 미소조정을 하여 크기가 큰 신호를 늘 수신토록 해 줍니다. 마치 이와 같은 안테나의 미소조정처럼 혀, 손가락, 입술의 미소조정을 뇌의 체성감각 및 운동영역에서 맡고 있습니다. 손가락의 미소조정을 통해서 구슬 3~4개를 땅에 떨어뜨리는 마술을 SBS의 스타킹에서 본 적이 있습니다. 이런 마술은 끊임없는 손가락의 신경과 체성감각 및 운동영역과의 의사소통을 통한 하나의 작품입니다.

뇌과학이 밝혀낸
놀라운
태교 이야기

38. 좌뇌와 우뇌의 기능

스님 뇌는 좌뇌와 우뇌로 크게 분리되어 있는데 각각의 기능은 어떻게 다를까요.

박사 대뇌는 뇌의 중심으로 좌뇌와 우뇌로 분리되어 있습니다. 초기에는 좌뇌와 우뇌가 모두 같아서 동일한 기능을 할 것이라고 믿고 있었어요. 그 이후에 많은 연구자들의 연구를 통해서 각각의 기능이 동일하지 않다는 사실을 발견하였지요. 좌뇌는 언어능력을 관리하는 논리적인 뇌, 우뇌는 언어와 관련이 없는 감각적인 뇌로 알려져 있습니다.

우리가 휴일, 산책을 하다보면 머리에서는 여러 종류의 정보처리 작업을 수행합니다. 길에서 만난 다소곳한 여인의 모습, 파릇파릇한 가로수의 잎, 여러 가지 색의 꽃, 카페 등의 다양한 정보와 마주치게 됩니다. 이런 정보의 이미지 처리기능은 우뇌가 맡고 있습니다. 시각을 맡고 있는 신경계로부터 주입된 공간정보는 우뇌에 의하여 이미지화하고, 바로 좌뇌로 옮겨져 논리적으로 분석됩니다.

이런 좌뇌와 우뇌를 연결하는 다리인 뇌량腦梁이 있습니다. 여기에서 활발한 정보교환이 이루어져야 하며, 이때 종합적인 판단이 이루어집니다. 만일 이런 기능이 노화 내지는 퇴화되어 원활하지 못하면 치매 현상이 유발되기도 합니다.

좌뇌는 논리적인 사고, 언어기능, 계산 등의 업무를 맡고 있으며, 우뇌는 공간인식, 도형인식, 표정인식, 음악 및 미술활동을 맡고 있습니다.

현재, 우뇌단련 또는 전뇌훈련 등, 그동안 숨겨져 있었던 뇌의 잠재능력 개발에 대한 붐이 일기 시작한 것은 1981년 스페리 박사가 분할뇌의 실험으로 노벨상을 받았을 때부터였습니다. 우뇌의 감각적, 이미지적 능력을 고양시키는 우뇌단련 슬로건이 대두되면서 왼손잡이들이 주목을 받았습니다. 우뇌는 좌반신을 조절하고, 좌뇌는 우반신을 조절하고 있으므로 왼손잡이는 우뇌를 많이 사용하고 있다고 믿고 있습니다.

그러면 실제로 왼손잡이들에게는 우뇌의 기능이 현저히 발달되어 있을까요. 통계에 따르면 이미지력과 직관력을 필요로 하는 바둑, 장기, 체스의 명인이나 화가, 건축가 등은 왼손잡이들이 많이 있습니다. 인간의 경우, 보통 오른손잡이와 왼손잡이의 비율은 9:1인데, 위에 열거된 직업군에서는 약 7:3으로 왼손잡이의 숫자가 증가합니다.

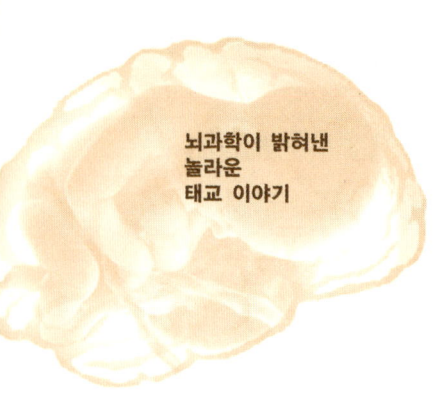

뇌과학이 밝혀낸
놀라운
태교 이야기

39. 우뇌를 단련시키는 방법

스님 현대를 사는 사람들의 경우에는 좌뇌에 편중되어 뇌를 사용하고 있다는 이야기를 들었습니다. 말하자면 우뇌는 잠자고 있다고 하는 겁니다. 그런데 좌뇌의 기능은 우뇌의 작용에 의해 향상된다고 하는데, 우뇌를 단련시키려면 어떻게 하는 것이 좋을까요.

박사 현대인은 주로 우뇌보다는 좌뇌를 더 많이 사용하며 일상생활을 하고 있습니다. 그래서 우뇌를 의식적으로 많이 훈련시키면 전뇌의 밸런스가 유지되면서, 뇌의 잠재력을 향상시킵니다. 그래서 이미지력, 상상력을 향상시키면 좌 우뇌의 기능이 서로 보완되어 전뇌를 활용하게 됩니다.

이미지력을 향상시키는 방법으로 첫 번째는 바둑이나 장기를 두는 활동입니다. 이것은 공간 정보인식의 기능을 사용하여 우뇌를 활성화시키는 효과를 일으킵니다. 바둑에서 한 수를 둘 때마다 전체적인 이미지 속에서 한 수의 역할을 그려가면서 우뇌를 자극하고 단련시키는 역할을 합니다. 한편 공간과 도형을 인식하는 우뇌는 그림감상이나 창작활동 시에 큰 역할을 합니다. 사생화나 데생을 할 때, 대상의 형상과 크기 및 위치관계를 배려하여 그림을 그림에 따라서 상상력, 이미지력 향상과 당연히 관련되어 있습니다. 그래서 그림을 그리는 행위는 직간접으로 우뇌와 당연히 관련되어 있습니다. 음악은 우뇌뿐만 아니라 좌뇌도 관련되어 있습니다. 음악 제목의 인식은 좌뇌, 곡의 멜로디와 리듬은 우뇌가 맡고 있지요. 그렇지만 피아노 연주에는 좌뇌가 관여하고 있습니다.

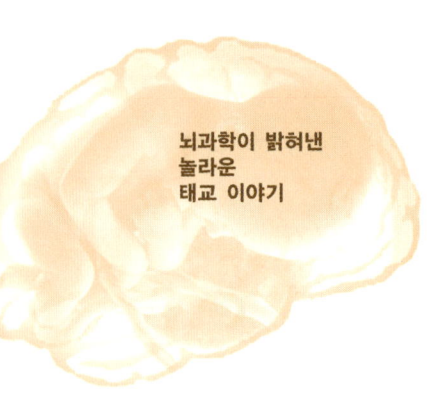

뇌과학이 밝혀낸
놀라운
태교 이야기

40. 기억과 뇌

스님 인간이 뇌를 통해 수행하는 활동 중에 기억활동이 있습니다. 기억이라는 활동은 어떻게 이루어지나요. 기억활동은 인간이 성장하기 위해 반드시 필요한 여러 학습활동과 매우 깊은 관련을 가지고 있지요?

박사 사실 뇌기능 중에 가장 관심을 받는 분야가 기억활동입니다. 과거의 지식이 필요한 어느 순간에 떠오르는 현상은 바로 기억과 관련이 있습니다. 우리는 어렸을 때 익혔던 지식은 잊지 않고 잘 기억을 합니다. 학생시절에 시험공부하면서 외운 것들, 사회인이 되어 만나는 상대방의 얼굴과 이름을 기억하는 행위, 컴퓨터나 사무용기에 담겨 있는 새로운 소프트웨어를 익히는 행위 등은 모두 기억이라는 행위와 관련되어 있습니다.

기억하려면 여러 단계의 과정이 요구되며, 그것은 회상回想, 유지維持, 상기想起입니다. 어떤 지식과 체험이 떠오르는 것을 회상이라 하며, 학습하는 행위를 가리킵니다. 다음으로 회상되어 구분된 정보는 잊어버리지 않는 상태로 유지하는 행위를 하며, 뇌에 정보를 간직하는 것을 말합니다. 그 고정된 정보를 적절한 시기와 장소에서 생각해 다시 내놓는 상기라는 과정이 있습니다. 회상, 유지, 상기의 이 과정을 통틀어서 기억이라고 부릅니다.

기억 작업이 주로 이루어지고 있는 곳은 바로 대뇌변연계에 있는 해마입니다. 만약 해마가 손상되면 새로운 기억은 못하지만 다치기 전까지의 기억은 바깥으로 끌어낼 수가 있습니다. 그런데 이런 기억을 하는 과정에는 반드시 전처리前處理 과정이 요구됩니다. 그것은 바로 집중력集中力을 요하는 과정입니다. 한국 축구의 성공을 위해 골문 가까이에서의 집중력을 그렇게도 강조했던 지도자가 바로 외국인 감독 히딩크였지요. 인생성공의 키는 언제 집중력을 발휘하느냐 입니다. 이 집중력은 태아 때 주변으로부터 받는 사랑과 관심의 양과 비례합니다.

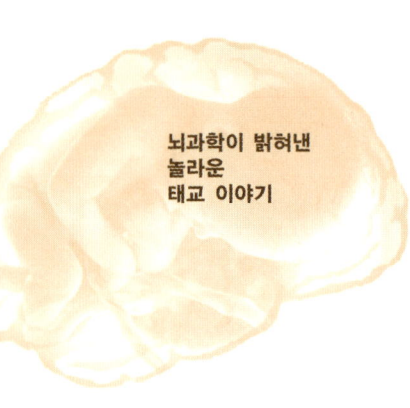
뇌과학이 밝혀낸
놀라운
태교 이야기

41. 집중력에 대하여

스님 인간이 태어나서 어린시절에는 한평생 살아가는데 필요한 능력을 개발하려고 줄곧 학습을 합니다. 자기에게 맞는 맞춤식 학습을 스스로 찾아내서 본인의 뇌기능을 최적화하기 위해 노력하지요. 그러느라고 청소년기에는 학교를 다니면서 배우는 것이 현대인의 과정이고 하나의 통과의례입니다. 그런 학습을 위해서는 기억이라는 기능이 반드시 필요하다고 들었습니다. 이 기억과정의 전처리 과정으로 집중력이 등장합니다. 집중력과 관련하여 좀 더 구체적으로 설명해 주세요.

박사 중국 당나라 때의 문인인 구양수歐陽脩는 인간이 집중하기에 가장 좋은 곳으로 '말 타기를 할 때, 잠자리에 들 때, 화장실에 앉아 있을 때' 라고 고백하였습니다. 그래서 가끔 남편들의 행동을 살펴보면 아침 일찍 일어나서 배달된 신문을 들고 담배를 피면서 화장실에 들어갑니다. 어쩌면 구양수의 말대로인 것 같습니다. 그리고 말 위에 앉아 있는 모습을 오늘날의 경우로 풀이해 보면 지하철이나 버스 같은 교통수단을 타는 상황이라고도 보겠지요. 그래서 때로는 버스나 지하철 안에서 책이나 신문을 읽고 있는 사람들의 모습을 쉽게 볼 수 있는지도 모릅니다. 아마도 구양수처럼 그런 사람들은 하루일과 중 그 순간에 집중력이 쉽게 발휘되는 게 아닌가 생각합니다.

사람이 집중하고 있을 때의 뇌파를 관찰해 보면 알파파와 베타파가 교차로 나타납니다. 알파파는 몸이 이완이 되어 편안한 상태에 있을 때, 베타파는 긴장한 상태에 놓여 있을 때 나타납니다. 그런데 집중력이 고조될 때에는 편안한 상태이면서도 고도의 긴장상태에 놓이게 되는 매우 특수한 상황입니다. 편안한 상태와 긴장된 상태의 동시출현이 집중력이 가장 고조된 때입니다.

뇌의 에너지원은 포도당인데, 뇌에 흐르는 피 속에서 이것의 함량이 떨어지면 집중력이 떨어지는 경향이 있습니다. 야간운전을 계속하다 보면 쉬이 피곤하며 졸음운전을 하게 되어 집중력이 흐트러져서 어려움을 당하는 경우가 종종 있습니다. 이때 대부분 뇌 안 혈액의 포도당 농도가 떨어져 있어서 휴게소에 들어가서 설탕이 섞인 커피를 먹곤 하는데, 이것은 경험에 의한 지혜의 결과일 것입니다. 거의 무의식적인 행동으로 그렇게 하겠지만요.

요즈음 엄마들은 과거의 엄마들과는 달리 아침에 자녀들의 도시락을 싸주지 않습니다. 그래서 아침을 굶고 학교에 가는 학생들이 많습니다. 따라서 학생들의 아침 뇌 안에는 포도당의 함량이 저하되어 있을 수 있습니다. 그러면 오전수업 동안에는 집중력이 떨어져 수업의 충실도가 낮아져 공부효율이 떨어지는 뇌가 됩니다. 이제 공부도 뇌기능의 효율을 먼저 생각하는 지혜가 필요한 때입니다. 집중력이 선결되지 않고는 기억하거나 외우는 행위는 거의 성공할 수가 없습니다. 집중력이 있어야 기억하려고 하는 정보를 해마에 기록할 수 있고, 거꾸로 수능시험을 볼 때 뇌 안에 저장되어 있는 정보를 끌어내어 활용할 수가 있습니다. 수능시험 보는 날, 아침에 따뜻한 밥을 먹이는 엄마의 지혜는 자녀의 뇌에 적당량의 포도당을 투여하고 공급하는 행위이며, 자녀의 뇌에 집중력을 올려주는 매우 중요한 역할인 것입니다. 아침식사에는 빵이나 우유의 한 컵의 간략한 식사보다 골고루 잘 차려진 전통적인 밥상이 매우 중요하다는 사실을 이해할 겁니다.

**뇌과학이 밝혀낸
놀라운
태교 이야기**

42. 집중력을 높이는 이미지 연상법

스님 집중력은 인간의 정신활동과 관련된 필수요건이군요. 기억활동이라든가 인간의 정신과 관련된 활동을 할 때 없어서 안 되는 기본이 전처리 과정인가 봅니다. 그러면 뇌의 활동효율을 올리기 위해 집중력을 증가시키는 방법에는 어떤 것이 있을까요. 이것은 아마도 우리 수행자들의 참선공부의 효율과도 관련이 있을 것 같기도 합니다.

박사 김연아 선수와 같은 운동선수들은 매우 긴장된 분위기에서도, 자기 자신의 컨디션을 잘 조절하여 그동안 갈고 닦았던 실력을 충분히 발휘하기 위한 집중력이 매우 필요합니다. 그때 사용하는 훈련방법이 이미지트레이닝법입니다. 실제로 이런 방법은 스포츠뿐만 아니라 일상생활에서도 많이 적용합니다. 난생 처음 마이크를 잡고 뉴스를 보도하는 아나운서나 많은 관중 앞에서 노래하는 가수들이나 모두 이런 이미지트레이닝을 하면 긴장감을 조절할 수 있습니다. 이런 이미지트레이닝 법을 훈련하면 그에 따른 특수한 생체반응이 일어납니다. 그래서 많은 관중 앞에서도 김연아 선수는 집중력을 잃지 않고 짧은 시간에 자기의 기량을 마음껏 발휘하죠. 이미지트레이닝은 일종의 자기암시를 시키는 행위이기도 합니다.

이미지트레이닝으로는 다음과 같은 예로 설명할 수 있습니다. 만일 입 속에 레몬을 집어넣고 오물오물 씹는 행위를 이미지로 연상을 하면 입속에서 침이 나옵니다. 손으로 뜨거운 물체를 잡고 있는 것을 연상하면 체온이 올라가기도 합니다. 따라서 이미지트레이닝에는 생체반응이 일어납니다. 많은 사진기자들이 카메라를 들이대고 있는 가운데 타깃을 조준하고 있는 하계올림픽의 사격선수들은 무척 긴장되겠지요. 바로 그 순간, '금메달을 받는 장면'과 같은 것을 연상하면, 다른 사람들의 숨소리조차 들리지 않는 집중이 되어 실제로 과녁을 명중시킵니다. 러너가 만루이고 투 아웃, 투 스트라이크, 투 볼의 순간, 볼을 던져야 하는 야구 투수는 자기의 마음조절을 흔들림 없이 잘해야만 합니다. 이런 때 바로 이미지트레이닝 훈련이 필요합니다.

　이미지트레이닝을 하면 대뇌피질의 체성감각영역과 운동영역에서의 뇌파의 변화가 일어납니다. 몸이 동작을 하지 않고도 몸의 운동을 관장하는 뇌 부위에서는 예행연습을 하는 거죠. 그래서 이것을 시뮬레이션 연습이라고 부르기도 합니다. 이런 연습을 여러 번 반복하면 실제 경기나 실제 상황에서 자연스럽게 임할 수 있으며, 사격, 골프, 양궁과 같은 종목에서는 매우 효과적입니다.

　이미지트레이닝은 스포츠 말고도 다른 일상분야에서도 적용이 됩니다. 특히 사람들 앞에 서있으면 괜히 긴장하고 떨리는 사람들에게는 더욱 효과적인 방법입니다. 요즈음 대학입시나 취업을 위해서는 대체로 논술시험과 면접을 준비합니다. 이런 면접상황을 시뮬레이션하면서 이미지트레이닝을 하면 자기자신을 거리낌 없이 성공적으로 면접관에게 드러낼 수가 있습니다.

　엄마와 태아와의 대화는 일종의 자기암시 내지는 이미지트레이닝이라고 할 수도 있습니다. 엄마와 아이가 훌륭한 위인의 일생을 보여주는 그림을 같이 읽고 보면서 대화하는 행위는 결국 태아에게 자기암시를 줍니다. 예전 고려시대 정몽주의 어머니는 아들을 잉태하고 있을 때, 위인의 초상화를 들고 그분을 닮으라고 자기암시를 많이 했다고 합니다. 엄마와 태아가 그림을 통한 무언의 대화는 태아의 뇌에 정보를 각인시켰을 것입니다. 이런 엄마의 노력이 포은 정몽주의 위대함을 만들어냈을 것입니다.

　이런 이미지트레이닝을 단순히 집에서 하는 것보다 조용한 사찰이나 성당 같은 경건한 곳에서 엄마, 태아, 그리고 성인이신 위대한 존재와 함께 행하는 것은 매우 중요할 것입니다. 이런 방법은 때때로 태아의 뇌에 특수한 능력을 부여해주는 역할도 하리라 봅니다. 바로 이런 태아야말로 생이지지의 사람일 것이며, 또한 이런 사람이 많이 배출되어야 우리나라가 훌륭한 나라, 능력있는 나라가 될 것입니다. 이런 큰 목적으로, 세속인이나 일반인들이 못하는 일을 성직자들이 해 주기를 바랍니다. 말하자면 태교는 성직자들이 하는 대사회교육이 되어야 하지요. 중요한 생명의식이니까요.

**뇌과학이 밝혀낸
놀라운
태교 이야기**

43. 인간의 나이와 뇌파

스님 다시 박사님께서 뇌기능 연구를 하는 도구인 뇌파에 대하여 생각해 봅시다. 뇌파에 대한 연구 역사를 살펴보면 다른 어느 것보다도 상당히 긴 것 같군요. 약 200년 정도인 것 같은데요. 이 정도로 뇌파 연구의 역사가 길면서도 아직까지 널리 소개되지 않았지요. 병원이나 연구자들이 사용하는 연구방법은 무척 재미있는 것 같군요. 나이가 듦에 따라서 인간의 뇌파는 어떤 모습으로 변해 갈까요. 만일 특정한 모습으로 변한다면 그 의미는 무엇일까요?

박사 일본의 어느 학자가 뇌파를 가지고 재미있는 실험을 하였습니다. 1세부터 80세까지의 약 4,000명의 피험자의 뇌파를 조사하였습니다. 뇌파를 조사하다 보면 뇌파가 다른 어느 부위보다 한 부위에서 집중적으로 나타나는 경향을 발견할 수가 있습니다. 따라서 연령에 따른 뇌파의 왕성한 활동부위를 알 수 있습니다.

유아, 어린이, 사춘기 학생들은 뇌파의 왕성한 활동이 주로 후두부後頭部(뒤통수부분) 영역에서 일어납니다. 나이가 20대를 지나 30, 40, 50대로 감에 따라서 점차 그 영역이 앞으로 나아가서 두정엽頭頂葉(정수리 부분)쪽으로 갑니다. 그리고 노인이 되면 주로 전두엽前頭葉(앞머리)에서 왕성하게 뇌파의 활동이 나타나는 것을 발견하게 됩니다. 이미 지적했듯이 뇌의 서로 다른 부위에서는 각각 서로 다른 역할을 합니다.

후두부에는 시각 청각 피질이 모여 있어서 각종 감각신호를 처리하여 뇌의 앞부분으로 전달하는 역할을 합니다. 두정엽은 처리된 감각신호를 받아서 인간의 고등 정신인 판단, 판별, 기억, 명령 등을 수행하는 곳입니다. 한편 전두엽은 보이지 않는 세계, 들리지 않는 세계가 있다는 사실을 파악할 수 있는 곳이며, 즉 피안의 세계를 동경하는 부위입니다. 그곳에는 사물이나 사건의 의미를 깊게 인식할 수 있습니다.

사춘기의 학생들에게는 후두부로 보는 세계가 그들이 보는 전부입니다. 그 영역을 만족시키는 세계가 그들의 표상입니다. 따라서 돈이 생기면 젊은 여학생들은 주로 레코드샵이나 서점에 가서 LP디스크, 콤펙디스크, 책 등을 사서 음악이나 독서에 몰두하고 또 연예인들에게 열광하지요. 클리프 리처드라는 유명한 가수가 내한했을 때 열광했던 10대 남녀 학생들이 지금은 모두 5, 60대 중년의 신사, 숙녀가 되어 있습니다.

이때는 사물이나 사건 속의 의미를 파악하기보다는 겉모습에 모든 뇌기능이 동작하는 시기이므로 어른들은 입을 모아 그들을 철부지라고 부릅니다. 그 이유는 바로 뇌의 후두부 영역의 지배를 받고 있기 때문입니다.

사춘기를 지나 중년이 되면 비로소 두정엽이 관장하는 시기로 접어듦에 따라서 말 속에도 뼈가 들어 있고, 사물의 이치도 깨닫게 되며, 비로소 인간으로서의 본격적인 역할을 하게 됩니다. 이때 과거의 철부지들은 중년이 되어 철이 들게 됩니다. 그런데 이 시기에는 그들의 아버지나 어머니들은 거의 세상을 떠나게 됩니다. 그래서 그들은 철이 들 무렵 과거의 철부지 행동을 서러워하면서 후회하며 아버지, 어머니에 대한 미안한 마음을 표시하며 울기도 하고 때늦은 효자효녀가 되기도 합니다. 그런 마음을 노래하는 대중가요도 많지요.

노년이 되면 뇌파의 활동은 주로 전두엽 또는 전전두엽에서 일어납니다. 이곳은 들리지도 않고 보이지도 않는 세계가 있다는 사실을 인지하는 곳입니다. 할머니 할아버지들은 새벽에 잠이 깨어서 한국에만 있는 새벽기도에 참석하려고 법당이나 성당으로 향합니다. 그리고 아들이나 며느리 몰래 본인의 재산 일부를 종교기관에 기부하기도 합니다. 이런 노년의 행동은 바로 피안의 세계를 관장하는 전두엽의 기능 때문에 일어납니다.

가정에서 이런 할머니 할아버지와 함께 생활하면 기도로서 태교의 뿌리를 건강하고 튼튼하게 만들어 3대, 4대의 훌륭한 자손들이 이 세상에 오게 됩니다.

뇌파의 활동을 통해서 뇌기능이 변화하는 이런 모습은 바로 인간이 나이가 들어감에 따라서 세대차가 왜 필연적으로 나타나는가를 여실히 보여줍니다. 이런 심리학이나 뇌과학의 연구결과는 세대간의 문제와 이해를 원활하게 해주고, 또한 거기에 따라 필요로 하는 인력의 예를 보면 노인중심의 간호인력, 유아관련의 케어인력, 복지관계의 봉사인력, 문제를 해결하는 상담인력 등, 세대와 관련된 역할을 통해 직업창출을 할 수 있게 해줍니다.

뇌과학이 밝혀낸
놀라운
태교 이야기

44. 수면의 필요성과
   수면시에 일어나는 일

스님 사람은 뱃속에서부터 태어나 죽기까지 거의 1/3의 시간을 잠을 잡니다. 사람에게 수면과정이 왜 필요할까요. 뇌와는 어떤 관계를 가지고 있나요. 그리고 이런 수면 중에는 어떤 일이 일어날까요.

박사 신체의 다른 기관과 마찬가지로 뇌에도 휴식이 필요합니다. 대뇌피질은 고도의 정보처리를 하는 영역입니다. 잠을 자는 시간에는 의식, 사고를 맡는 기능이 저하되고 집중력, 주의력이 따라서 감소합니다. '필요수면량'은 사람에 따라 다르지만 대략 6~7시간입니다. 취침과 기상까지의 수면시간의 양은 중요하지 않지만, 그 시각은 비교적 규칙적인 것이 바람직합니다. 취침시각이 불규칙하면 뇌가 수면에 들어가는 리듬을 잃어서 불면증 등의 수면장애에 빠질 수 있게 됩니다. 현재 한국인의 '평균수면량'은 대략 6~7시간인데 점차로 줄어드는 경향이 있습니다. 그것은 불면증이 점차 증가한다는 뜻입니다.

'수면에 들어가면 리듬이 절대적으로 중요하다' 라는 이유는 인간은 지구상에 존재하는 생물입니다. 지구에는 산과 하천이 있고, 해와 달이 있고, 낮과 밤이 있습니다. 이런 지구상에 존재하는 모든 생물은 반드시 낮과 밤의 변화를 겪는 운명체이므로 뇌 안에 체내시계를 가지고 신체의 리듬조정기능을 합니다. 즉 각성과 수면 시에 소화, 흡수, 배설 등 생리활동을 조정하고 있습니다. 태양의 활동에 적응한 인체의 24시간 주기, '서커디안 리듬'이 발생한 것입니다. 만일 몸속에 존재하는 리듬을 깨어버린다면 신체의 모든 생리활동에 악영향이 발생합니다.

수면은 24시간, 서커디안 리듬의 영향을 받고 있는데, 만일 불면증이 계속되면 취침 중에 분비되는 호르몬의 양이 극단적으로 저하됩니다. 호르몬 중에는 발육과 피로한 세포의 기능회복에 필요한 성장호르몬, 뇌 안의 활성산소의 기능을 완화하는 글루타치온, 각종 면역물질을 형성하는 골치솔, 프로락틴 등 건강에 없어서 안 되는 필요한 물질입니다. 이런 호르몬이 부족한 경우에는 몸의 원기가 부족하고 리듬이 깨지게 되지요. 이것의 주요 원인 중에 하나는 바로 수면부족입니다.

사람이 잠을 자는 동안에도 뇌의 모든 부분이 다 휴식하는 것은 아닙니다. 불면불휴인 뇌의 해마는 꿈을 꾸고, 일시적인 기억을 장기기억으로 고정시키는 역할을 담당합니다. 뇌간은 호흡, 체온의 조정, 내장의 운동을 조절하는 등 생명유지에 필수불가결한 활동을 계속하고 있습니다. 한편 자고 있는 대뇌피질은 꿈을 꾸는 동안에만 해마와 시각피질 사이에 상호연관성이 발생합니다.

잠의 단계는 1·2단계인 선잠, 3·4단계인 깊은 잠, 그리고 안구운동이 수반되는 REM수면으로 이루어집니다. 이 단계가 모두 이루어지는 데는 약 70~80분이 걸립니다. 이 단계를 하룻밤에 5~6회 반복한 후에 깨어나기 때문에 대개 6~7시간을 자게 됩니다. 잠이 시작이 되면 먼저 선잠이 일어나고 깨어날 때는 보통 REM수면에서 끝납니다. 선잠을 잘 때에는 뇌 안의 대뇌피질인 후두엽 영역과 두정엽 영역과의 연결이 느슨하게 이루어져서 자는 사람의 몸을 흔들면 곧 깨어납니다. 그 반면에 깊은 잠을 잘 때에는 아무리 흔들어도 반응을 하지 않는데 그 이유는 이 연결이 완벽하게 끊어지게 되기 때문입니다. 이때에는 낮에 발생한 모든 피로감이 물러가게 몸 안의 근육이 모두 이완됩니다. 한편 REM수면 시에 안구운동이 동반되며 꿈을 꾸게 됩니다. 또한 남자들에게는 성기가 벌떡 일어나서 아주 딱딱하게 되기도 합니다. 그래서 보통 새벽녘의 건강하고 젊은 남성들은 그런 경험을 가지게 됩니다.

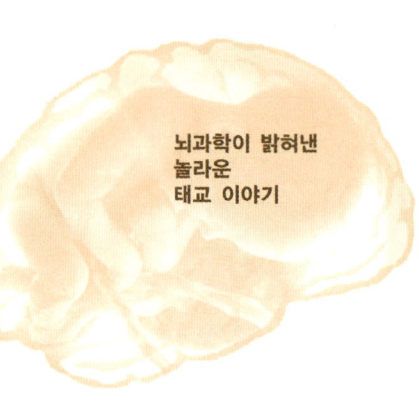

뇌과학이 밝혀낸
놀라운
태교 이야기

45. 꿈에 대하여

스님 수면활동이 이렇게 중요한 줄은 미처 몰랐군요. 수면 시 우리는 때때로 꿈을 꾸곤 합니다. 꿈에 대하여 좀더 말씀해 주시죠.

박사 예로부터 꿈은 계시나 암시, 또는 예언일지도 모른다는 생각이 있습니다. 역사적으로 살펴보면 위대한 사람의 탄생과 관련된 그 어머니나 가족의 꿈인 태몽이 많습니다. 학자들에 의해 수면에 관한 연구가 진척됨에 따라서 꿈은 수면 시 뇌의 한 영역이 보여주는 특수한 기능이라고 여겨집니다.

수면을 크게 나누면 렘수면 Rapid Eye Movement Sleep, REM Sleep과 논렘수면 Non-REM Sleep으로 구분합니다. 렘수면은 고속으로 안구가 움직이는 현상이 동반되는 수면으로 이때에 꿈을 꾸며, 대뇌피질은 활동을 정지하지 않습니다. 꿈은 매일 밤 렘수면 시 동반되는데 1회에 30분 정도 지속되며, 하룻밤에 4~5회 렘수면이 반복되며, 마지막으로 렘수면을 마치면서 잠에서 깨어납니다. 그런데 이때 여성과는 달리 남성의 경우는 성기의 갑작스런 발기현상이 나타나기도 합니다. 이것이 건강하고 젊은 남성에게 있어서는 정상이지요. 그러나 새벽녘에 이런 현상이 나타나지 않는 남아의 경우에는 계속 관찰할 필요가 있습니다. 혹시 그럴 경우, 정신과나 비뇨기과의 전문의를 만나서 상담하는 것이 유리합니다. 남성에게 이런 현상이 원활하게 일어나지 않는 경우, 성과 관련된 이상행동을 할 수 있는 잠재요인이 되기 쉽습니다.

그러나 논렘수면 시에는 대뇌피질의 활동은 정지하여 진정으로 뇌가 휴식을 취하게 됩니다. 대뇌가 인간처럼 발달되지 않은 파충류, 양서류 등에는 이런 잠이 존재하지 않습니다. 자연계에서는 완전히 의식을 잃을 정도로 뇌가 휴식을 해버리면 천적의 기습을 받아 죽을 위험이 있기 때문에 심지어는 포유류까지도 사람 같은 잠을 잘 수가 없습니다. 그러나 인간은 대뇌피질이 휴식하는 논렘수면을 즐깁니다. 사실, 이 기간에도 꿈을 꾸는지 모르겠는데 대뇌피질의 안정적인 휴식에 따른 의식수준이 매우 저하되어 뇌가 감지하지 못할 수도 있습니다.

　꿈을 꿀 때, 뇌의 상태를 뇌파나 fMRI를 통해 조사해보면 해마와 측두엽 등의 정보를 저장하는 기억창고에서 활동하는 것을 볼 수 있습니다. 해마에서 기억을 이끌어내서 후두엽의 시각피질로 신호를 보내고 상을 맺게 하면서 꿈이 재현됩니다. 따라서 뇌파를 통해 이것을 관찰하면 꿈을 꾸는 피험자의 뇌에서 해마와 시각피질, 두 곳에서 동시 활동하는 모습을 관찰할 수가 있습니다. 이때에 집중적으로 이미지처리를 하는 뇌가 바로 우뇌입니다.

뇌과학이 밝혀낸
놀라운
태교 이야기

46. 꿈의 역할

스님 뇌에 있어서 꿈의 역할은 무엇일까요.

박사 뇌는 입력정보를 해마에 저장하고, 그 중에서 중요한 것을 골라서 측두엽이나 두정엽의 어느 장소에 보관하는 기억시스템을 운영하고 있습니다. 모든 정보를 장기적으로 보관하지 않고 사용할 가능성이 약한 정보는 대부분 없애버립니다. 이런 기억의 재편성 내지는 구조조정을 꿈을 꾸는 렘수면 시에 이행합니다. 즉 렘수면 시에는 꿈이란 현상을 통해 과거의 기억을 재생하고, 중요한 기억들은 선별하여 장기기억으로 저장하고 있습니다.

제가 알고 있는 일본의 무샤 교수는 NHK방송과의 다큐멘터리를 제작하면서 재미있는 실험을 수행했습니다. 여러 피시험자를 골라서 하룻밤을 꼬박 재우면서 비디오카메라로 잠자는 모습을 저장하며 동시에 뇌파 측정을 하였습니다. 측정된 뇌파를 분석하면 뇌파의 활동영역을 특수한 방법으로 검출할 수가 있습니다. 논렘수면시에는 대체로 그 영역이 대부분 대뇌피질 중 주로 두정엽이나 측두엽에 국한되어 나타납니다. 따라서 감각을 맡고 있는 후두엽과는 연결이 끊어져 있어 바깥세상과 단절되어 있습니다. 렘수면시에는 이 영역이 두정엽과 후두엽 모두 한꺼번에 퍼져 있으며 서로 크로스토크하며 상호작용을 합니다. 그것이 두정엽 또는 측두엽으로 전달되어 그 의미를 파악하게 됩니다. 이런 상황이 렘수면시 나타납니다. 다큐멘터리의 녹화 중 이런 현상이 발견되는 경우 급히 피시험자를 깨워 무엇을 했는가 물어보면 모두 하나같이 꿈을 꾸고 있었다고 대답을 하였습니다.

또한 피시험자들의 눈은 빠르게 움직였습니다. 그 순간에는 낮에 입수했던 정보 중에 필요없다고 생각되는 것은 없애버리고 필요한 것만 장기기억에 저장하지요. 인간의 뇌는 망각의 수단을 빌어 가치 있는 것만 오랫동안 기억토록 합니다. 인생이 목표하는 바, 걸었던 경력에 따라서 기억할 것은 기억하고 포기할 것은 포기합니다. 따라서 사람은 자기의 더 깊은 내면인 무의식세계를 위해 덕행을 하고 복을 짓고 쌓아야 하는 이유가 바로 여기에 있습니다. 뇌과학이라는 학문영역의 성과는 벌써 종교적인 덕행이나 수행을 쌓아야 하는 이유를 밝히는 데까지 도달했습니다.

또한 꿈의 내용을 분석해보면 대부분이 그날의 기억이거나 일주일 이내에 일어났던 일과 관련되어 있습니다. 꿈은 무작위적으로 과거의 기억이나 새로운 기억을 재편성하지 않고 수일 또는 1주일 정도 되는 기억에 한하여만 선명하게 재현하기도 합니다. 물론 예외도 있습니다.

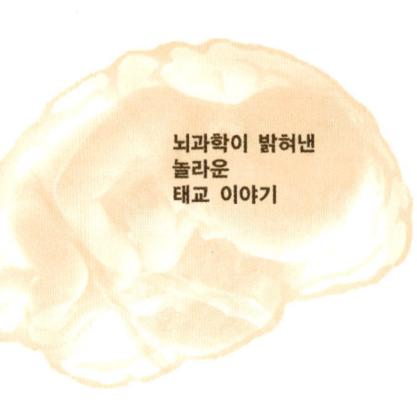

뇌과학이 밝혀낸
놀라운
태교 이야기

47. 명상수련과 뇌기능

스님 선승들은 예로부터 자신의 마음자리를 알기 위하여 참선공부를 합니다. 하안거 동안거의 기간을 정해놓고 하기도 하지만 사실은 따로 기간이 없고 장소도 없습니다. 일단 참선공부를 하기로 작정을 하면 시간과 장소가 따로 없지요. 심지어는 잠을 자면서도 의식을 놓지 않고 공부를 합니다. 여러 연구자들이 명상과 뇌기능에 대한 연구를 활발하게 하고 있고 이미 상당부분 했다고도 합니다. 뇌연구를 하시는 박사님께서도 그런 연구를 해본 적이 있는지요. 혹시 있다면 연구 결과를 소개해 주시죠.

박사 불교에서는 선승들이 동굴이나 토굴에 들어가서 참선공부를 하여 진리를 깨우치려고 합니다. 그때는 주로 가부좌를 틀고 앉아 오랫동안 수련을 하겠지요. 이런 명상 수련 시에 과연 뇌 안에서는 어떤 일이 일어날까? 여러 사람들이 여기에 대해 많은 흥미를 갖고 연구를 하고 있습니다.

저의 연구팀도 이런 목적으로 뇌파측정을 통해 실험을 한 적이 있습니다. 참선하는 스님들을 피시험자로 구해야 하는데 개인적으로 스님들을 알지 못해서 선승들의 뇌파 측정은 하지 못했습니다. 대신에 시중에는 마음공부를 하는 단체들이 많이 있지요. 그래서 저의 연구 의도를 가지고 단학선원이란 곳을 방문하여 '명상과 뇌기능'에 대한 협조를 부탁하여 성사한 적이 있습니다. 마침 그곳에는 수년간 명상수련을 하고 있는 초등학생들이 있다고 이야기를 해 주었어요. 좋은 연구결과가 나오면 우리 연구그룹과 그곳 단체와 같이 외국저널에 투고한다는 합의하에 실험을 시작했지요.

먼저 실험의 설계를 세웠지요. 실험집단에서 명상을 오랫동안 수행했던 어린이 8명과 비교집단에서는 명상수련을 전혀 해보지 않았던 어린이 8명으로 구성하였습니다. 비교집단의 어린이는 모두 실험집단의 학교 친구들이었습니다. 명상 중에서의 뇌파측정을 위해 먼저 어린이들이 뇌파실에 들어오면 첫째 눈을 뜬 채로 의자에 앉아 가만히 앉게 하고, 둘째 의자에 앉은 채로 눈을 감게 했어요. 그 다음 잠시 쉰 후에 다시 5분 동안 눈을 살며시 감게 하고 명상을 하게 했어요. 이때 비교집단의 어린이는 그냥 눈을 감게 하였지요. 명상이 끝난 후에 다시 눈을 감게 하고 눈을 뜨게 한 후에 실험을 끝냈습니다. 5단계의 실험단계로 구성하여 각 단계마다 3분 정도의 디지털 뇌파 데이터를 컴퓨터에 저장하였습니다.

이 데이터를 이용하여 우리 연구실에서 개발한 툴을 이용하여 뇌영상을 머리표면에 뇌파의 진폭에 따른 여러 가지 색을 입혀서 그렸습니다. 명상 시를 제외하고는 모든 어린이의 컴퓨터 영상은 집단별로 놀라울 정도로 모두 똑같았어요.

그러나 명상이 시작되면 두 집단 사이에는 영상이 달라졌지요. 즉 실험집단 어린이의 영상에서는 머리표면의 후두부와 전두엽의 부위가 서로 정보를 교환하는 모습이 여실히 보였습니다. 반면에 비교집단의 어린이들에게서는 이런 현상이 발견되지 않고 그저 눈을 감고 있을 때의 모습과 동일하게 나타났어요. 뇌기능에 대한 여러 영상자료를 살펴보면 영재아들의 뇌파를 분석하였을 때 명상 시의 뇌파 패턴과 유사하게 나타남을 알 수 있었습니다. 즉 명상수련을 하는 어린이들은 이미 뇌의 여러 부위의 활성화를 꾀하게 하여 문제의식을 일으키고 문제 해결력을 키울 수 있다는 과정을 보여주었습니다.

이런 연구결과를 토대로 어린이나 청소년들의 사찰문화탐방이나 템플스테이를 통해 마음공부를 사찰에서 시켜보면 어떨까 합니다. 하하하……. 그리고 산모들의 안정된 마음을 유지시키도록 하는 참선과 예불은 태아에게 축복을 준다고 봅니다.

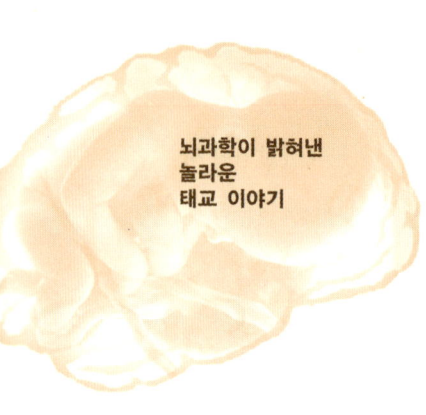

뇌과학이 밝혀낸
놀라운
태교 이야기

48. 뇌기반 교육

스님 지금까지 우리는 뇌라는 입장에서 태교와 뇌기능을 이야기하였습니다. 최근에는 학습을 원활하게 하려면 뇌의 일부분만을 사용하는 것보다 뇌의 구석구석까지 모든 부분을 골고루 사용하여야 하는 전뇌학습을 주장하는 분이지요. 인간은 자신의 뇌가 가진 능력의 10%만을 겨우 사용하며, 저 유명한 물리학자인 아인슈타인도 자기 능력의 15%정도 밖에 사용하지 못했다고 합니다. 최근의 서적을 참고해 보면 뇌기반 교육Brain-based Education이라는 핵심어를 본 적이 있습니다. 이것에 대하여 말씀을 해주시죠.

박사 스님께서도 선방이나 토굴에서 사시면서도 요사이 회자되고 있는 첨단과학의 화두들에 관심을 많이 가지셨군요. '뇌와 학습'이라는 관점에서 살펴보면 외부 자극이 인체 내에 들어오면 자극의 형태에 따라서 그것의 최종 반사점은 대뇌피질의 특정한 위치에 자리를 잡습니다. 러시아의 학자 파블로브가 개를 통해 조건반사條件反射 이론을 제창하였습니다. 아시다시피 개에게 먹이를 줄 때마다 종을 울렸습니다. 계속하여 이 자극을 동시에 개에게 가해 주었는데, 그 후 한번은 먹이는 주지 않고 종만 울려주었더니 개가 침을 질질 흘렸다는 사실을 관찰하였습니다. 이렇게 조건반사는 인간이 공부를 하는 학습이론의 효시가 되었습니다.

계속적인 자극은 뇌의 어떤 부위를 활성화시키며, 계속적인 활성화 자극을 받게 되면 그 부분의 달인이 됩니다. 우리가 TV프로그램 중에 '달인'이라는 프로그램에서 등장하는 인물들 봤지요. 예를 들자면 우체국에서 선전물을 빨리 편지봉투에 집어넣는 여성의 손놀림은 보통 사람을 능가하지요. 시청자는 그 솜씨에 탄복하겠지요.

이것은 자극이 외부로부터 들어오면 뇌 안의 신호를 수신하여 신호처리 하는 부위, 그것을 인지하여 판단하고 결정하는 부위, 손이나 발에 명령을 내리는 부위 등이 서로 협력하여 종합적인 기능이 최적화되는 과정이 있게 마련입니다. 이런 특정 부위의 기능이 남보다 월등히 발달하면 그 분야의 달인 또는 영재가 되는 법이지요.

이미 앞에서 지적한 바와 같이 오늘날의 사회는 여러 가지의 지능, 즉 다중지능의 개발을 요구하고 있습니다. 언어지능, 수학지능 등을 맡고 있는 지역이 대뇌피질 중에 여러 곳에 산재해 있습니다. 뇌기능과 관련하여 이런 고유한 여러 특성 때문에 어느 한 분야에 집중적으로 치우치지 말고 여러 분야의 자극을 교육수단으로 받아들여서 전뇌영역을 활성화할 필요성을 교육학자들이 절감하게 되었습니다. 한편 지적인 사고작용은 모두 감성적 작용을 하는 바다 위에 떠 있기 때문에 지적 활동 이전에 감성 활동이 관여되면 훨씬 더 수준 높은 결과를 도출하는 지적 행동을 일으킬 수가 있는 법입니다.

그래서 태교가 인간의 근본이지만 역시 사랑이 없는 태교를 논할 수가 없는 것입니다. 사랑의 깊이도 그 정도에 따라 헤아리기가 너무 힘이 들 정도로 차이가 있습니다. 심오한 사랑의 깊이를 20, 30대 젊은 엄마들이 과연 알 수 있고 이해할 수가 있을까요. 따라서 경험이 많은 할머니, 할아버지의 혜안이 필요하고 성직자의 혜안의 관심이 당연히 요구됩니다.

뇌기반 학습에는 눈물이 있고 감동이 있는 체험활동이 근간으로 이루어져야 합니다. 크고 높고 깊고 웅장한 인물을 만들어내기 위해서는 온 집안의 노력과 헌신이 있어야 하며 눈물어린 엄마의 정성과 기도가 반드시 있어야 합니다. 그래서 이 시대 우리의 교육주무부서인 교육과학기술부에서도 학생들에게 창의적 체험활동을 학교교육에서 반드시 이수하라고 하지만 그 본연의 깊은 뜻을 학교는 망각하고 있는 실정입니다. 이는 참으로 안타까운 일입니다. 교육의 목표는 배움을 통해 자신을 변화시키고 실천하는 것입니다. 그러나 오늘날 교육의 맹점은 알지만 느끼지 못하는 젊은이를 양성하는 데만 신경을 쓰고 있다는 것입니다.

원래 사람의 몸 안에는 모든 기운이 순환합니다. 생산과 소비로 모든 작용이 이루어져야 합니다. 그런데 학식 또는 지식은 많이 저장되는데 느낌이 없으면 소비가 없는 것처럼 꽉 막혀서 결국 병이 됩니다. 어쩌면 이런 기형적인 젊은이들을 배출하는 곳이 오늘의 교육기관입니다.

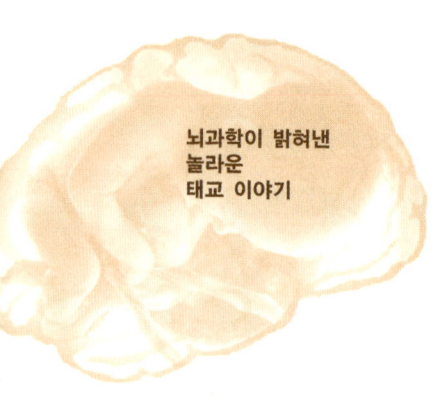

뇌과학이 밝혀낸
놀라운
태교 이야기

49. 영재교육과 태교

스님 뛰어나고 훌륭한 인물을 얻어 그들에게 교육을 실시하는 일이 인생에서 가장 기쁜 일 중에 하나라고 현자들은 말했습니다. 박사님께서는 우리 한국의 과학관련 이공계를 지원한 우수한 인물들이 제 발로 찾아와 열심히 공부하니 얼마나 기쁘겠습니까. 바라보는 것만으로도 무척 행복하시겠지요. 출가한 저희들도 현명한 후학을 양성해야 하는 막중한 책임을 짊어지고 있습니다. 그런 인물을 뽑아 가르칠 때는 참으로 기쁨을 금할 수가 없지요.

또한 처음 보았을 때에는 별로 비범하지 않았지만 꾸준히 노력하는 젊은이들을 간혹 보면 인간의 진실을 눈으로 보는 것 같아 기쁘지요. 박사님께서는 지금까지 20년 이상 영재교육을 담당한 경험이 많은 분이니 영재와 태교에 관련하여 말씀해 주세요.

박사 제가 교육과학기술부와 영재교육에 관한 국가과제를 수립하고 계획하며, 수행을 한 적이 있습니다. 그래서 부산에 있는 한국과학영재학교 설립에도 관여하고 국제물리올림피아드의 부위원장 또는 위원장 자격으로 해외에도 여러 번 참석한 적이 있습니다. 그래서 TV나 신문에서는 소위 영재교육 전문가로 알려져 있습니다.

그리고 뇌기능 연구 중에 태교에 관한 토막연구를 한 적이 있어서 어느 날 KBS PD 한 분에게 연락이 왔습니다. 시청자들에게 재미있는 실험을 하나 만들어 보여주었으면 하는 것이었어요. 그래서 요청에 따라 한 가지 실험을 고안하였었지요.

신생아들은 오랫동안 엄마의 자궁 속에서 자랐습니다. 아시다시피 자궁은 양수로 가득 차 있지요. 그러므로 물속에서 태아는 자신을 키웁니다. 태아시절 자란 자궁환경을 과연 신생아가 기억을 할 수 있는가의 여부를 판단해 보는 실험이었습니다. PD와 작가는 서울 유명병원 산부인과와 접촉하여 실험의 요지를 논의하여 협조를 받아냈습니다.

인간의 오감 중에 가장 원천적이고 원시적인 감각인 맛과 냄새에 대한 실험을 기획했습니다. 엄마들은 제각각 특이한 음식과 맛에 길들여져 있으므로 자궁 내에도 특이한 맛과 냄새를 가지고 있습니다. 따라서 그곳에서 300일 가까이 기거했던 신생아들은 그 향에 익숙하기 마련입니다. 여기에 착안하여 이 냄새를 과연 신생아들이 알아차릴 수 있는가의 여부를 판단하는 실험을 고안하였던 것이지요.

먼저 신생아 셋을 선정하고 그중에 한 아기의 엄마가 분만 시에 받아두었던 양수를 가지고 실험을 하였습니다. 세 아이를 침대에 눕게 한 채로 엄마의 양수를 담아놓았던 병의 뚜껑을 열고 선풍기로 불어서 그 냄새를 아기들에게 가도록 한 실험이었습니다. 그 실험에서 특이하게도 그 엄마의 아기만이 고개를 흔들면서 반응을 하였고, 다른 아기들은 전혀 무반응을 보였습니다. 실험에서 확인한 것처럼 태내기의 경험을 신생아들은 온몸으로 기억하고 있었습니다. 태아들은 엄마의 생각, 엄마의 생활태도, 엄마의 영적인 생활까지도 마치 거울에 비치는 것처럼 태아의 마음속 깊이에 간직하고 있습니다. 보이지 않는 의식, 즉 무의식의 세계에 차곡차곡 저장되어 있다는 것입니다. 사주당 이씨는 "눈으로는 이상한 그림을 보지 말고, 귀로는 마음을 들뜨게 할 정도로 이상한 소리를 듣지 않으면, 장차 태어날 아기는 영재가 될 수 있다"라고 말했습니다. 이 평범한 말은 오늘날의 과학적인 실험으로도 정확하게 일치하는 것입니다.

이런 일은 너무나 평범하여 누구나 성취하기가 쉬워 보이지만 산모가 친구와 어울러서 놀다보면 음란비디오를 접할 수도 있고, 자극적인 말을 듣게 되어 금방 그 말을 꼴깍 어기게도 됩니다. 물론 한순간에 쾌락을 느껴 기분이 잠깐 좋을 수는 있겠지요. 그렇지만 바로 그때 마음속 깊은 무의식세계에는 형언하기 어려울 정도의 죄를 지을 수도 있습니다. 이것에 대해서는 정확한 물적 증거를 댈 수는 없지만 대를 이어 유전될지도 모릅니다. 그러나 이 죄를 진심으로 뉘우쳐 참회하거나 고백하고 다시는 그러지 않기를 다짐하면 죄는 씻은 듯이 사라질 것입니다. 왜냐하면 죄는 실체가 없으니까요.

영재는 아무에게나 아무 집안에나 마구잡이로 태어나지는 않을 것입니다. 인생을 살다보면 때마다 고비가 있습니다. 그때마다 보이지 않는 손의 도움이 있어야 합니다. 그 보이지 않는 도움은 진실한 행에 의해 우리에게 도달합니다. 누구나 손 벌린다고 다 얻는 것은 아닙니다. 진리는 진리에 의해서만 움직일 수 있는 힘입니다. 행운도 불행도 결국 자기가 만드는 것이지요. 다만 자신이 그것을 만들어 놓고도 만들었다는 사실을 모르거나 인정하지 않으려고 하지요. 현세의 탁한 마음으로는 과거세에 지은 자신의 업을 알 수 없으니까요. 그래서 사람들은 언필칭 인간의 노력만 가지고는 성공하기가 어렵다고 말들을 합니다.

설령, 학생이 중간고사나 학기말고사에서 좋은 점수를 얻으려면 공부를 열심히 하는 노력뿐만 아니라 보이지 않는 손의 도움이 없으면 안

됩니다. 입학시험에 합격하거나, 승진하거나, 노벨상을 타거나, 모든 명예로운 상을 수상하여 큰 일꾼이 되려면 인간의 끊임없는 노력 외에도 보이지 않는 세계, 들리지 않는 세계로부터 무한한 축복들이 도달해야만 합니다. 그 축복은 진리의 가피력이고 진리의 메시지입니다. 그런 자아 밖의 축복은 영재 또는 천재들의 잠자고 있는 대뇌피질을 활성화시켜 특이한 뇌기능을 발현시켜 위대한 작품을 만들어내는 것입니다.

뇌과학이 밝혀낸 놀라운 태교 이야기

50. 분만과정도 학습이다

스님 태교가 끝나는 순간은 뱃속의 인간이 엄마의 자궁으로부터 세상으로 뛰어나오려는 때라고 생각합니다. 이것을 분만이라고 부릅니다. 분만은 태교의 졸업식이자 태교의 꽃이라고 생각합니다.

박사 제가 오래전에 SBS방송국 PD의 부탁으로 분만법과 신생아의 뇌기능에 관련된 실험을 한 번 해 보았습니다. 대전에 위치한 어느 병원의 정신과 의사와 소아과 의사들의 도움을 받아서 '제왕절개가 신생아의 뇌기능에 미치는 효과'라는 주제로 실험에 착수했습니다.

각각 10여 명의 자연분만과 제왕절개로 태어난 신생아를 선택하여 실험을 수행했지요. 신생아들이 태어나 2시간이 지난 후에 그들의 머리에 10개 이상의 전극을 부착한 후에 뇌파 측정을 하였습니다. 뇌파 측정 시에 신생아들은 가만히 누워 있었으며, 물론 신생아들을 미리 깨끗하게 목욕을 시켰지요.

측정된 신호는 곧바로 컴퓨터에 연결시켜 모든 뇌파신호를 디지털 데이터의 형태로 저장시키고 난 후, 보통 실험실에서 사용하는 이미지 처리기법을 이용하여 실험 데이타를 해석하여 머리 모양의 그림위에 뇌파의 진폭에 따라서 색깔 처리를 하여 이미지 영상을 얻어내었습니다. 그 결과 자연분만으로 태어난 신생아의 영상 대부분은 좌측뇌와 우측뇌 영역에서 모두 대칭적으로 나타났습니다. 그 반면에 제왕절개로 태어난 아이들의 영상은 좌우뇌의 비대칭적인 모습을 보여주었습니다. 특히 시청각피질이 모여 있는 후두부의 영역에서 비대칭적인 모습이 두드러지게 나타났어요. 이 현상을 어떻게 설명할 수 있을까 하여 외국의 여러 논문자료를 조사하였더니 우리와 비슷한 연구 결과를 낸 논문을 찾게 되었습니다.

그 논문을 자세하게 읽어보니 이와 같은 비대칭적인 현상은 제왕절개 분만 시에 엄마에게 공급된 마취제가 소량이라도 탯줄을 통해서 아기의 뇌에 투약되는 것이라고 했습니다. 엄마의 신체관리 소홀로 제왕절개를 하면 아무리 의사가 빨리 수술을 하더라도 마취제가 태아의 뇌에 공급이 될 수 있다고 하는 것입니다. 우린 깜짝 놀랐습니다.

말하자면 아기가 세상에 태어나는 그 엄숙한 순간에 독약을 먹는 것과 같지요. 그때 아기의 뇌기능이 순간적으로 마비 당하는 것이지요. 그런데 우리나라에서는 심지어 좋은 사주를 얻으려고 제왕절개를 하는 경우도 있어요. 산모의 건강이나 신체의 조건으로는 도저히 자연분만이 안 되어서 제왕절개 하는 것이 아니고 엄마들의 잘못된 희망으로 남용되고 있는 것입니다. 꼭 의학적인 판단에서 제왕절개를 하는 것이 아니라는 거죠. 이런 현실은 깊이 생각해 봐야 할 일입니다. 우리 연구 그룹에서도 그 결과를 요약하여 외국 학술지에 투고하여 출판되었습니다.

바로 이 사실을 정리한 TV 프로그램이 인기리에 방영되어 여러 번 앙콜 방영되었습니다. 전 그 후 논문이 출판된 후에도 출산에 대해서 곰곰이 생각을 해 보았습니다. 조물주는 왜 여성들에게 출산 시 엄청난 고통을 주는 것일까? 혹시 엄마의 진통이 시작될 때 태아에게는 고통이 전달되지 않을까? 등등 말입니다. '분만은 아기에게 인생의 첫 순간을 맞는 위대한 학습시간'이라고 결론을 내렸지요.

자궁 속의 태아는 기생생명입니다. 탯줄을 통해 엄마로부터 영양분, 산소 등을 공급받아 살기 때문이지요. 그 탯줄을 끊고 이제는 본인이 직접 자기 힘으로 산소를 받아 들여야 하고 영양섭취를 해야 합니다. 독립된 개체로서 생존의 시작을 알리는 순간에 아기의 뇌에 엄청난 자극을 주어 '깨어나세요. 깨어나 정신을 차리세요. 이제 당신을 위한 세상의 시간이 시작됩니다' 라는 메시지를 제공하는 순간이 바로 출산이라고 생각합니다.

따라서 자연분만은 아기에게 거룩한 순간을 제공합니다. 태교를 제대로 한 엄마는 태아와 협조하면서, 또 서로에게 아픔을 덜 주면서, 아픔을 주면서도 희열과 기쁨을 누리면서 이 순간을 맞이해야 합니다. 그런데 제왕절개는 이런 진지하고 엄숙한 생명의식 과정을 거치지 않습니다. 그러므로 아기는 세상에 갑자기 나와서 어리둥절하게 됩니다. 이런 저런 많은 절대적 이유 때문에 태교가 필요하며, 태교의 졸업식장에서 '자연분만' 이라는 우등상을 가슴에 안고 학교를 나와야 합니다.

뇌과학이 밝혀낸
놀라운
태교 이야기

51. 건전한 출산문화와 태교

스님 분만과정에 이런 비밀이 숨겨져 있다는 것은 매우 놀라운 일이군요. 그렇다면 어떤 형태의 출산과정이 바람직하며 이것은 태교와 어떤 연관성이 있을까요.

박사 요즈음 아기를 임신하면 대부분의 여성들은 매달 산부인과나 여성병원을 찾아가 아기의 건강과 엄마의 건강진단을 수시로 받습니다. 그리고 산달이 되면 분만할 병원을 예약하고 아기를 낳으려 그 병원으로 가지요. 오늘날 임산부가 분만 시에 찾는 분만실에는 불이 환하게 켜져 있습니다. 눈이 부실 정도입니다. 다소 어두운 엄마 뱃속에 있던 신생아는 뜻밖에도 과도한 불빛에 그대로 노출되고 맙니다. 어쩌면 과한 불빛은 폭력이 될 수도 있습니다. 그런 고통을 태어나는 순간부터 받는 거죠.

우리들 전통적으로 내려오는 분만과 분만실은 지금과는 매우 다릅니다. 위험이 내포되지 않은 정상의 산모는 경험이 많은 중년의 여성조산사를 만납니다. 산파라고 하지요. 요즘 남자 산부인과 의사와는 달리 같은 여성이지요. 더욱이나 친정의 어머니나 큰언니가 맡는 경우가 많지요. 동네의 경험 많은 어른이 담당해도 엄마와 같은 느낌이 드는 사람이지요. 임산부에게는 마음 편한 사람이었겠지요. 물론 산고는 컸어도 별로 수치심도 없이 편안하게 분만과정을 겪었을 것입니다.

자궁 속에 살고 있는 태아의 환경은 우선 바깥으로부터 차단되어 있었지요. 밤이나 낮이나 엄마의 피부로부터 들어오는 빛의 양이 거의 없었으므로 어둑어둑할 정도로 어두웠겠지요. 다만 엄마의 숨쉬는 소리, 바깥에서 떠드는 소리, 엄마의 내장에서 소화되는 꼬르륵하는 소리만이 들려왔을 것입니다. 세상에 나와서도 당분간은 자궁 속의 분위기가 그리울 겁니다. 거기에서 들었던 귀에 익었던 소리를 듣고 싶을 겁니다. 그러므로 태아가 자궁을 나와서 조금 적응된 다음에 살며시 눈을 떴을 때 자궁처럼 어둑한 방안이어야 편안하지 않을까요. 아마 신생아는 눈을 뜨면서 무엇인가를 두리번두리번 거렸을 겁니다. 물론 시각작용이 없을지도 모르지만 느낌으로는 새로운 환경이라는 거죠. 그러나 대부분의 산부인과 분만실은 너무 훤하고 시끄럽지요. 이미 그 자체가 신생아에게는 위협이며 횡포이고 학대인 것입니다.

태아는 엄마가 먹는 불고기 맛이 담겨 있는 물, 김치냄새 등 엄마가 잘 먹는 음식의 맛을 느껴 알고 있을 것입니다. 엄마 뱃속의 태아는 그동안 얼마나 바깥세계를 동경하고 있었을까요? 도대체 바깥세계는 어떤 광경일까? 뱃속의 인간은 혼자서 머릿속으로 수많은 그림을 그렸을지도 모릅니다.

옛날 숙련된 산파들은 아기를 받을 때, 양수와 각종 분비물로부터 신생아의 몸을 깨끗하게 닦기 위해서 적당한 온도의 따뜻한 물부터 준비해 놓습니다. 그리곤 태내의 환경과 비슷하게 만들기 위해 창문에 달려있는 커튼을 내리거나, 아니면 차단막을 쳐서 방을 어둡게 만듭니다. 그 이유는 아기를 위한 배려이지요. 열 달 동안 태중에 있다가 처음 세상에 발을 딛는 아기를 위한 섬세한 배려이고 아기에게 직접적인 피해를 줄이려는 당연한 노력입니다.

과거 미국 뉴저지주의 어느 분만실에서 있었던 일입니다. 보통 분만은 한밤중이나 새벽 남들이 자는 시각에 일어납니다. 한 의사가 한밤중에 자다가 급히 깨어나서 아기를 받으러 분만실에 들어갔습니다. 그런데 의사는 잠을 자다가 왔기 때문에 욕을 하면서 아기를 받았습니다. 그 순간 아기는 의사의 욕을 적나라하게 다 듣게 되었습니다. 그 아기가 청소년기를 지나서 갑자기 정신분열증을 앓게 되었습니다. 이 환자를 치료하는 정신과 의사는 면담 중에 그 원인이 분만기에 당한 의사로부터의 인간적인 모욕감이라는 사실을 깨닫게 되었습니다. 인간의 마음 깊은 곳에는 이런 일도 뿌리를 내리게 되어 병의 씨앗이 될 수 있습니다.

뇌과학이 밝혀낸
놀라운
태교 이야기

52. 건전한 사회와 사랑

스님 박사님께서는 건전한 사회를 위해서는 사회구성원의 정이 깃든 사랑과 관심이 필요하다고 역설하셨지요. 이와 관련하여 필요성 및 그 이유를 말씀해 주시지요.

박사 미국 로스앤젤레스에서는 희대의 사건이 일어났습니다. 데이빗 메이슨과 로버트 해리스란 범죄인이 캘리포니아 법정에서 사형을 선고받고, 1991년 가스로 죽기 전까지 감옥에 있었습니다. 메이슨의 성장과정을 보면 매우 불안한 삶이었습니다. 어렸을 때 그는 매우 불쌍하고 외로운 아이였습니다. 그의 엄마는 그를 임신했을 때 유산시키려고 무진 애를 썼다고 해요. 정말로 아이를 원치 않았던 것이지요. 엄마 언니들의 증언에 따르면 아기가 태어난 후에도 안아주거나 웃어주지도 않았으며, 그의 아버지는 혁대로 매일 메이슨을 때렸습니다. 다섯 살 때 그는 너무 괴롭고 외로워서 병에 가득 들어 있는 독약을 먹고 음독자살을 기도하였습니다. 심지어 옷을 입은 채로 자신의 몸에 불을 지르기도 하였지요. 부모는 가끔 조그만 방에 그를 가두어 두기도 했고요. 그는 본능적인 반항심으로 오줌을 계속 싸면서 침대를 더럽혀 놓았지요. 23세에 그는 고향사람들을 9개월간 잔인하게 살해하였습니다. 그러고는 그것이 진정으로 자기가 원했던 일이라고 고백하였습니다.

해리스의 경우도 비슷하였습니다. 그는 예정일보다 3개월 먼저 태어난 조숙아였어요. 무슨 일로 화가 머리끝까지 난 남편이 임신한 아내의 배를 세게 차서 그렇게 된 것입니다. 해리스의 아버지도 해리스를 자주 때렸습니다. 심지어 해리스가 아버지의 허락 없이 식탁에 앉으면 아버지는 포크로 아들을 찌르고 경멸하였어요. 아버지는 스포츠로 총놀이를 즐겼는데, 집 근처에 사는 아이들을 만나면 30분 안에 숨으라고 해놓고는 마치 동물사냥을 하듯이 아이들을 향하여 총을 겨누고 위협하였습니다. 그런 환경에서 자란 해리스는 어렸을 때부터 동물들과 사람들에게 혐오감을 표시하였습니다. 성장하면서는 여동생을 무지막지하게 성폭행을 하여 감옥에 가기도 했고, 그 사이에 지나친 담배와 술로 어머니는 죽었습니다. 해리스는 24세 때 샌디에고에 사는 십대 아이 두 명을 총으로 쏘아 죽였습니다.

검찰은 배심원들에게 그가 아이들을 쏘아 죽인 후에도 언제 그런 짓을 저질렀냐는 듯이 태연하게 죽은 아이들이 먹고 있던 햄버거를 찾아 먹고 있었다고 전했습니다. 어렸을 때 느꼈던 아픔과 부모로부터의 버림받음이 해리스의 삶을 그렇게 만들었지요.

이런 일련의 폭력과 범죄는 그들의 부모로부터 연유된 것입니다. 메이슨의 사형집행 시 미국의 국회의원인 반 데린은 "그런 사람은 분명히 사회로부터 격리시켜야 한다. 그러나 우리가 살고 있는 이 사회는, '엄마의 자궁 속에서부터 시작되었던 범죄의 씨앗을 생각해 볼 때', 과연 어떤 책임감을 느끼는가?"라고 반문하였습니다. 미국에서도 자궁이라는 학습교실에 관심을 가지기 시작했습니다.

건강한 사회를 위한 가장 기본적인 일은 뱃속에서부터 인간은 무조건 사랑을 듬뿍 받아야 합니다. 물론 태어나는 순간에도 주변 모든 사람들로부터 기대어린 관심과 축복을 무진장 받아야 합니다. 그리고 태어나서 육아기, 사춘기를 거치는 동안 부모의 변함없는 사랑과 사회의 기대와 관심을 받고 위험으로부터 보호받아야 합니다.

한국동란 이후에 수많은 고아들을 사찰에서 데려다 기르고 성당이나 교회에서 운영하는 고아원에서 길렀습니다. 그런 결과로 우리 사회가 이 정도로 안정된 것입니다. 오래전에 방영되었던 KBS TV 아침마당 '사람이 보고 싶다'의 프로그램에 출현한 사람들의 얼굴을 찬찬히 보면 가족을 잃고 혼자 살아온 모습이 고스란히 담겨 있었어요. 그 인생이 겪었던 온갖 고초와 어려움 그리고 부족했던 사랑의 흔적이 보였습니다. 그런 것이 그 사람 뇌에서 문제해결력을 가로막는 것이지요. 오로지 사랑만이 뇌의 유연성과 가능성을 확보할 수 있으며, 그런 뇌만이 인생의 여러 가지 고뇌에서 벗어나거나 해결할 수 있으며, 인간을 사랑할 수 있고 헌신할 수 있는 능력을 갖게 됩니다. 자신의 문제, 가정의 문제, 사회의 문제 등등을 잘 해결하며 아름답게 승화시킬 수 있는 뇌는 사랑에 흠뻑 젖은 뇌입니다.

이처럼 과거 우리가 가난하고 어려웠을 때 주변의 친척들이 거두었고 사회가 돌보았습니다. 모두가 사랑이었습니다. 그래서 오늘날 우리나라는 선진국의 대열에 낄 수가 있게 되었습니다. 태어나기 전 엄마와 가족의 지극한 사랑, 태어난 후 가족과 이웃, 사회로부터의 사랑과 관심이 결국 사람의 근본이 됩니다.

사랑을 받지 않은 사람의 뇌는 유연하지 못해서 어떤 특정한 문제에 직면하게 되면 본인도 모르게 폭력적인 방법으로 해결하려 듭니다. 지난 1990년대 후반 IMF를 겪으면서 많은 가정이 파괴되어 수많은 어린이들이 방치된 것이 한국의 현실이었습니다. 이것이 선진국의 문턱에 있는 우리 한국이 해결해야 할 큰 과제입니다. 예를 들면 무차별의 성폭력, 이유 없는 학대와 폭력 등이지요. 이런 난관을 극복해야 선진국이 될 수 있다고 봅니다. 그러자면 먼저 인간 삶에 대한 철학을 우리 국민들이 확립해야 합니다. 철학 없이는 근원적인 해결이 없습니다. 임시방편으로는 인간의 문제가 해결되지 않고 오로지 원칙으로만 대해야 해요.

그때그때 문제가 일어난 후에야 부랴부랴 대책을 세우면서 복지를 논하지 말고 지금부터 억압받는 아이들의 뇌에 사랑을 담는 큰 복지인 철학을 확립해야 합니다. 인간 철학이 튼튼하게 뿌리내린 밝은 사회를 만들어야 합니다. 물론 종교인들이 나서야 하지요. 철학의 확립만큼 큰 인권이 어디 있겠어요.

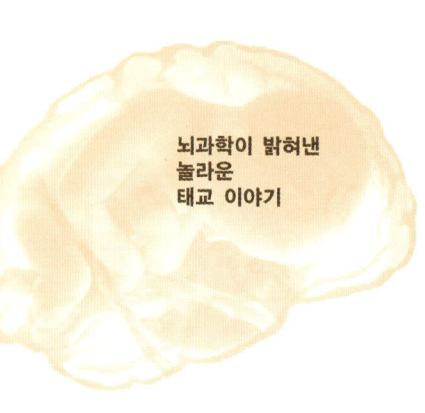

뇌과학이 밝혀낸
놀라운
태교 이야기

53. 태교의 목표

스님 박사님께서는 '태아와 함께하는 사회' 라는 슬로건을 가지고 민간 단체와 같이 사회운동을 하시지요. 그런 운동을 하는 까닭은? 또한 박사님께서 추구하시는 목표는? 말씀해 주세요.

박사 나는 어느 일요일 날, 천주교 서울대교구의 주보를 읽은 적이 있어요. 잠깐 인용하도록 하겠습니다.

"수녀님, 제 남편이 지금 암 말기입니다. 병원에서 치료받다 집에서 요양 중인데 환자가 많이 힘들어해서 수녀님께 도움을 청합니다."
이 전화를 받고 성바오로 가정 호스피스팀인 의사, 간호사와 함께 다음날 그 가정을 방문하였다. 부인은 남편의 병 발생 때부터 지금까지의 치료과정을 말해주었고, 지금은 병원치료가 불가능해 통증의 증상조절만을 받고 있다고 했다. 육체적인 고통보다는 영적 고통으로 더 힘들어하고 음식도 거부하면서 삶에 대한 의욕도 없어 가족들이 보기가 어려울 정도로 무엇을 어떻게 해야 할지 모른다면서 울었다.

나는 조심스럽게 환자의 손을 잡고 성령께 도움을 청하며 환자가 말문을 열도록 하였다. 환자는 아주 천천히 말을 하였다. "가족에게 너무나 큰 부담을 주고 있는 것 같아 더 이상 살고 싶지 않다. 하나님은 그동안 열심히 살아온 나에게 왜 이렇게 큰 고통을 주는지, 정말 하느님은 살아계시는지……."

이런 경우 수도자인 나도 인간적인 한계를 느낀다. 오로지 이 어려운 고통을 잠재울 수 있는 성령님이 함께 하시기만 기원하였다. 이때 갑자기 환자는 흐느끼기 시작하면서 "하나님 용서하세요. 저를 하나님께서 사랑하시기에 준비할 수 있는 시간을 주셨는데도 그것을 깨닫지 못하고 당신을 원망만 했습니다"라고 말하며 울부짖었다.

그 자리에 있던 부인도 남편에게 "사랑합니다. 당신과 함께 있어서 행복했어요. 그동안 잘못하고 섭섭했던 것을 다 털어 버리세요.

우리 가족이 얼마나 당신을 사랑하는지, 또 하나님께서 당신을 얼마나 사랑하는지 아시죠?"하며 남편을 끌어안고 울기 시작했다.

나는 그날은 아무것도 할 수 없다는 인간의 한계를 더욱 크게 느껴 정성을 다해 환자의 손을 잡고 기도했다. 고향으로 가는 길목에서 주님께서 주셨던 처음의 그 마음을 가지고 주님 앞으로 나갈 수 있게 해달라고 기도했다. 내 몸 안에서 무엇인가 알지 못할 기운이 환자에게로 옮겨 가는 느낌이 들었다.

성령은 볼 순 없지만 진실로 갈망하여, 평상시에 성령의 움직임에 민감하려는 마음을 가지고 산다면 누구나 감지할 수가 있다. 나는 또한 성령께서 특별히 마지막 가는 분들에게 하늘 길을 열어 동행해 주는 모습을 느낄 때가 많다.

인간이 삶과 죽음 사이를 왔다 갔다 하는 엄숙한 순간에도 적절한 예절이 있어야 할 것 같습니다. 여태까지 같이 살다가 이제 영원히 다시 보지 못하는 순간, 삶의 공동목표를 추구하며 함께 살아왔던 '삶의 벗'인 사람에게 마지막의 적절한 예절이 있어야 합니다.

사람의 삶을 하다못해 부뚜막이나 거실의 테이블 위에라도 올려놓고 온 가족이 모여 고개 숙여 기도를 해야 합니다. 생에 대한 정리와 감사, 그것은 현재에 할 수 있는 가장 중요한 예절이죠. 또 저 너머의 세계를 향해 떠나면서 목적지를 향한 염원의 기도, 이것은 현세를 떠나면서 하는 중요한 예절이죠.

죽음은 삶의 절벽입니다. 삶의 시간이 끝나면 그 순간부터 죽음을 맞이한 당사자에게는 더 이상의 시간은 존재하지 않습니다. 그러나 개인에게 죽음이 온다고 이 세상의 시계가 멈추지는 않습니다. 세계보건기구World Health Organization는 인간의 삶의 영역에는 세 가지가 있다고 밝혔습니다. 그것은 '신체적인 삶, 정신적인 삶, 영적인 삶' 입니다.

비록, 사람의 신체적인 삶의 시계는 멈춰도 삶의 향기가 남아 정신적이고 영적인 삶이 되고 시간이 되어 주변 사람들에게 끊임없이 똑딱거리게 됩니다. 우리가 애지중지하며 가지고 놀았던 장난감이나 애완견, 그리고 신앙생활을 할 때 사용했던 염주나 묵주, 그런 것들을 잃어버렸을 때 어찌나 서운하던지 그만 울어버린 적이 있을 것입니다.

그러나 우리가 몸담고 있는 우주 어느 곳에는 반드시 그 잃어버린 물건이 존재할 것입니다. 다만 우리 눈앞에는 없지만 그것을 위한 마음이 깊다면 언제인가 다시 만나겠지요.

우린 살면서 무생물이나 생물, 동물에게도 사랑을 표시합니다. 하물며 우리의 부모, 조부모, 배우자에게 있어서야 더 말할 나위가 있겠습니까. 사람과 사람 사이의 관계, 좋다거나 싫다거나 사랑한다거나 미워한다거나 등에 구애되지 말고, 우린 사람으로 인간성을 회복해야 합니다. 그건 바로 인간으로서 의로워지는 것이고 바르게 사는 것입니다. 그러나 선한 마음으로 종교적 진실에 귀의하여 살려는 과정에서도 힘들 때가 많습니다. 다만 묵묵히 참고 살아야 합니다.

인간이 태어나는 과정은 우리가 수시로 목격하고 있는 죽음을 당하는 것과는 정반대의 과정입니다. 죽음을 맞이하는 그 절박한 시간에도 가족이나 친지와 지인들이 갖추어야 할 예절이 있듯이, 새 아기가 이 땅에 다시 올 때까지의 시간과 과정에서도 경건하고 진지한 예절이 있어야 한다고 봅니다. 젊은 부부가 태아를 잉태하면 약 10개월이란 시간이 있습니다. 저 바다 위에 떠있는 빙산도 그 밑에는 거대한 얼음덩어리 뿌리가 있습니다. 그 얼음덩어리는 눈에 보이지는 않지만 빙산을 지탱하고 있는 것입니다. 인간에게도 그런 생명뿌리가 있을 거라고 봅니다. 그것은 아마 크나큰 진리이겠지요. 각 종교에서 설하는 가르침을 모두 진리라고 표현하니까 그렇게 말하는 거죠. 그 내용이 무엇이 되었든 각자의 생각에 맡기기로 하고, 여기서 말하고 싶은 것은 인간자신의 생명뿌리가 있다는 사실입니다.

잘 아시다시피 세상에는 눈에 보이는 세계만 있는 것이 아니라 보이지 않는 세계도 무한히 많이 있습니다. 수천 년의 역사를 통해 과학자들은 눈으로 보이지 않는 세계를 현미경, 망원경을 통해 관측하였고, 엑스선, 감마선, 자외선, 적외선, 마이크로파를 이용하여 우주의 모습을 살펴보고 있습니다. 분명히 그 세계는 우리의 육체적인 눈을 통해서 알 수 있는 세계와는 다릅니다. 우리의 눈으로는 매우 안정되고 영원하게 보이는 태양도 전파로 바라보면 얼마나 변덕스럽고 불안정한지 모릅니다.

우리 주변의 사물을 도구를 통해 들여다보면 한 가지 물체도 여러 가지 얼굴을 소유하고 있습니다. 눈으로 보면 무척 아름답게 보이는 장미도 적외선 카메라로 찍어보면 매우 추하게 보이죠. 눈에 보이는 빙산이나 태양이나 장미, 그 존재 뒤에는 또 다른 바탕이 있고, 희생이 있습니다. 그게 뭘까요? 답은 각자에게 맡기기로 합니다. 그리고 일치된 답을 강요해선 안 됩니다. 무지하고 위험한 일이기 때문입니다.

사람의 존재, 그 참다운 생명가치를 위해서 우리는 사람의 실상을 알아야 하고, 그 실상대로 사람을 대해야 합니다. 사람의 실상을 깨닫게 하고 탐구하여 밝히는 것은 과학자, 심리학자, 철학자, 종교학자, 전문 종교인, 등등의 과업입니다.

그러나 오늘날 우리가 처한 현실의 모습은 어떤가요. 너무나 혼탁해진 사회에서 살고 있지 않은가요. 아직도 우리 주변에는 삶의 짐이 무거워서 하루하루를 힘들게 살아가는 계층이 많지요. 물질적 정신적 풍요를 누리며 잘사는 것, 공부 잘하는 것, 건강하게 사는 것 등, 이런 모든 것이 우리의 희망일 것입니다. 다만 이런 희망을 억지로 애를 쓰거나 하루아침에 다 이루려는 것보다 꾸준하고 성실하게 노력하여 묵묵히 살아가는 자세가 더욱 필요하다고 봅니다.

지금의 삶이 다소 힘들지라도 미래의 내 자식들은 후손들은 덕을 쌓고 복되게 살 수 있는 터전을 꿈꾸며 이제부터라도 좋은 습관을 길러나가야 합니다. 이것은 그 집안의 미래를 지키는 일이고, 나라의 운명을 결정하는 일이기도 합니다. 이 일의 핵심은 가정이 중심이고, 그 가정에서도 여성들의 확고한 인생관이 더욱 결정적인 중심이라고 봅니다.

확고한 인생관을 가진 뛰어난 여성들을 우리 역사 속에서 흔히 찾아볼 수 있습니다. 이처럼 동서고금을 막론하고 인간에게는 올바른 교육만이 희망이고 행복을 가꾸는 터전입니다. 교육만이 인생역전 드라마를 연출할 수 있는 도구이고 원천입니다. 여기서 말하는 교육이란 학교에서 공부하는 국어, 영어, 수학, 과학 등의 교과영역이 아닙니다. 인생철학을 확립하고 실현하는 과정입니다. 수차 말했듯이 그 중차대한 일은 전문종교인들이 맡아야 하고 또한 그들의 책임이라고 봅니다. 그런 사명이 있기에 우리 사회에서는 그들이 하는 일을 받들고 협조하며 면세 같은 혜택을 부여합니다.

이제 성직자들도 교리공부에만 머물지 말고 사회발전에 이바지하기 위해 대사회교육에 더욱 적극적으로 나서야 한다고 봅니다. 삶에 지친 사람들에게 희망을 주고 빛을 주는 일, 젊은 부부들에게 곧 태어날 아기에 대한 이해의 교육, 도덕적이고 건강한 사회를 위한 윤리교육 등 힘써야 할 분야가 많다고 봅니다.

오늘날의 젊은 부모들이 갖는 대화 속에서 삶의 정열이나 이상을 찾아볼 수 없는 것이 매우 아쉽습니다. 비록 가난하여 살기가 매우 어려운 가정에서라도 눈물어린 감동이 있으면 미래가 있는 것이지요. 이런 감동을 바탕으로 항상 공부하려는 자세를 갖추어 위기에 대처하고 미래를 준비할 수 있어야 한다고 봅니다. 감동이 살아있는 가정, 이상과 포부를 가진 가정, 그런 가정이 많은 나라는 미래가 있고 크게 번창할 것입니다.

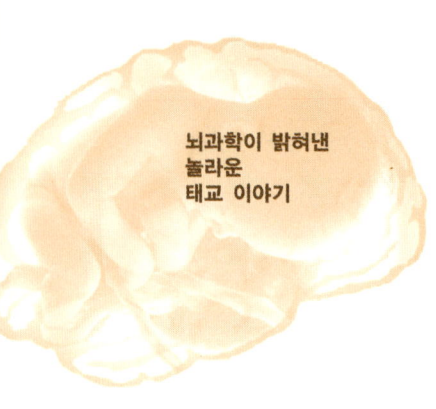

뇌과학이 밝혀낸
놀라운
태교 이야기

54. 현 시대 교육의 문제점

스님 이제 마지막 한 가지 주제만을 남겨 놓았네요. 첫 만남을 통해 뇌와 태교에 대한 이야기를 하다보니 벌써 여기까지 왔군요. 박사님은 유난히 교육에 대하여 관심이 많으시군요. 사교육과 전쟁을 하는 나라인 우리나라에서 과연 교육을 어떻게 바라보아야 할까요.

박사 요즘 젊은 남녀는 대부분 고등학교나 대학을 마치고 직업을 가집니다. 그만큼 부모들의 교육열이 뜨거웠기 때문이죠. 대학을 들어가기 위해 초등학생시절부터 많은 학원을 쉴 사이 없이 다녀야 합니다. 그러니까 자라면서 인간이 되기 위한 인성공부는 못하지요.

　가정형편이 괜찮은 엄마들은 자식의 취향이나 관심사, 능력에 관계 없이 몇 곳의 학원엘 보냅니다. 이처럼 자식을 막무가내 식으로 학원을 보내는 것은 어쩌면 엄마의 불안심리를 잠재우기 위한 자기만족인지도 모를 일입니다. 엄마의 불안심리 때문에 어린 자식의 자아와는 아무 상관없는 과목의 공부를 밤늦도록 하지요. 학교에서 돌아오면 밤늦도록 음악, 미술, 영어, 수학, 태권도 등의 학원을 전전합니다. 대개의 엄마들은 자식들이 무엇을 공부하는지 어떻게 공부하는지 전혀 알지도 못하고, 또 상관하지도 않은 채 자식들을 일방적으로 학원으로 내몰아 혹사시킵니다. 아이들은 미처 생각할 겨를도 없이 몸과 마음이 기계적이 되고 동시에 자신의 인간덕성을 생각하거나 표현할 기회가 표연히 사라지고 맙니다.

　반면, 가정형편이 힘든 부모들은 한숨만 쉬거나 신세한탄만 늘어놓습니다. 이것은 부모들도 모르는 사이 자식들의 인생관을 부정적으로 형성하는 일이 되고 맙니다. 자식들이 공교육을 받는 기간은 자신의 인생을 준비하는 기간입니다. 앞으로 있을 50년, 또는 그 이상 자신의 삶을 준비하기 위해 성실하게 노력하여 예비하는 시기입니다. 예전에는 훌륭하신 선생님들의 가르침과 본인의 노력만으로도 가능했습니다. 그러나 지금의 공교육은 여러 가지 사정으로 그렇지 못합니다. 학교의 친구는 서로 대결해야 하는 경쟁자이고, 교육환경은 점점 인정머리 없이

메말라 갑니다. 학생들에게는 지식을 습득하고 지혜를 연마하는 과정에서 눈물어린 감동을 전혀 경험할 수 없게 되었습니다.

지금의 젊은이들은 인생이 무엇인지, 어떻게 살아야 하는지 등에 대한 인생공부를 생각해보거나 준비할 겨를도 없이 결혼을 하게 됩니다. 그들은 10대, 20대를 거치면서 수많은 사회시스템 내의 얼개에 매어서 살아가기 때문입니다. 그 안에서 너무나 많은 사회적 또는 가정적인 스트레스를 받게 되죠. 게다가 매스미디어는 크게 성공한 사람들의 모습만 보여주고 끊임없는 유행으로 사람들을 마냥 몰고 갑니다. 살아남기 위한 방법으로 공부만 잘하도록 길들여진 젊은이들은 공부만 잘하는 수재이고, 수능적인 직선적인 사고의 시험에는 소위 달인들입니다.

그러나 인생문제 해결의 방법 앞에선 두 손을 놓게 됩니다. 사람들 속에서 리더십을 발휘하는 방법, 마주치는 일을 융통성 있고 친화력 있게 사고하는 방법, 그런 점에서는 거의 제로인 상태입니다. 대학에 가서도 이 점은 별로 달라지지 않습니다. 새롭게 생각하고 공부하는 태도를 거의 가지지 못하지요. 그런 젊은이들이 예비 엄마 아빠가 됩니다. 그럼으로 임신이나 육아 등 아이를 양육하는 일에 있어서는 아무런 준비가 없게 됩니다. 어느 날 갑자기 임신을 했다는 사실을 알면, 어떻게 해야 할까 생각하다가 정보를 얻기 위해 서점이나 인터넷에 매달립니다. 책이나 인터넷의 수많은 블로그 등에는 태담, 동화, 미술, 음악, 영어태교, 수학태교 심지어는 음식태교 등 태교에 관한 그럴듯해 보이는 엄청난

양의 정보가 여과 없이 즐비하게 올라 있지요. 마치 대학입시 준비를 위한 수능학원, 족집게 과외, 비법이 담긴 학습지, 대학에 관한 정보, 등이 즐비하게 놓여 있듯이 말입니다. 인터넷이나 책 속에는 무분별하고 실현 불가능하며 정확하지도 않고 검증되지도 않는 정보로 가득합니다.

과연 그런 정보대로 따라 한다고 해서 훌륭하고 똑똑한 영재가 될 수 있을까요. 분명한 점은 아이는 실험대상이 되어서는 안 된다는 사실입니다. 오히려 이런 정보대로 따라하면 더 많은 혼란과 거기에 따르는 스트레스로 젊은 부모들은 아니 임산부에게는 역효과를 일으킬 수도 있습니다. 태교나 육아에서 꼭 염두에 두어야 할 가장 중요한 점은 이런 수많은 정보를 무분별하게 접하여 모두 실행해서는 안 된다는 것입니다.

그 정보 중에 자기에게 가장 알맞은 것을 잘 취사선택하여 태교를 해야 합니다. 엄마, 아빠를 비롯하여 온 가족이 더불어 태아를 위해 실천해야 합니다. 태아와 교감하고 감동하며 가족이 혼연일체가 되어서 해야 합니다. 감동이 깃든 엄마와 아빠의 태아에 대한 진정성은 그 어떤 방법보다 우선합니다. 즉 인터넷이나 책에 있는 태교 관련의 어떤 이론보다 이 점이 우선해야 합니다. 감사합니다.

다시 만날 기약

스님 김수용 박사님과 함께 '태교'의 주제를 가지고 보낸 시간이 참으로 소중합니다. 서로 주고받은 이야기 중에는 미처 생각하지도 못했던 부분을 일깨워주었던 것도 있고, 감동적인 부분도 있고, 과학과 종교가 일맥상통하는 부분도, 과학에 대해 더욱 공부를 해야겠다는 각오도 있었습니다. 우리의 마음이 서로 교류하는 이 순간을 위해서 그동안 많은 인연이 있었던 것 같습니다. 감사합니다.

박사 네 그렇군요. 지금 존재하는 이 순간은 과거의 여러 인연이 쌓이고 쌓여서 이루어졌다지요. 초기 조건이 주어지면 현재 및 미래의 상황을 정확하게 예측할 수 있다는 뉴턴 역학체계의 발명으로 인연법이 널리 퍼져 있습니다.

그러나 최근에는 간단한 미분방정식 체계에서도 혼돈현상이 발견되는 복잡계의 등장으로 너무나 복잡한 인연법이 생겨나고 있는 실정입니다. 이런 측면에서 태교는 생명뿌리를 찾아 현재의 이 순간을 이어주는 복잡한 경로를 보여주는 활동이라고 봅니다. 제가 전통태교를 부르짖는 이유 또한 이런 생명뿌리를 건드려서 한국이라는 이 조그만 나라에 세상을 변화시킬 맑고 건강한 정신이 들어 있는 젊은이들이 많이 나오기를 간절히 기원하기 때문입니다. 스님과의 이번 만남을 토대로 건강한 정신의 젊은이들, 즉 영재들이 많이 출현하기를 바라고, 또한 같이 노력했으면 좋겠습니다. 고맙습니다.

참고문헌

1. 구효서, "추석이 되어 소망한다", 조선일보 문화비전, 2008년 9월 13일
2. G. O. Gaufo and MARIAN C. DIAMOND, "Response of the Brain to Enrichment", Annals of the Brazilian Academy of Sciences, 73, 2(2001).
3. 노유사 수녀, "성령과 함께, 떠나는 이와 함께", 서울 주보, 2008년 5월 11일
4. KBS 아침마당, 대전충국 방송, 2008년 5월 30일
5. Howard Gardner, One Way of Making a Social Scientist
6. 전혜성, 『섬기는 부모가 자녀를 큰 사람으로 키운다』, 랜덤하우스, 2006
7. 이용수, "2002년 월드컵 축구와 히딩크 감독", KAIST 물리학과 콜로키움, 2003.
8. 이긍세, 『저자와의 대화』, 1973.
9. Tim Parks, Medici Money, Profile Books, 2005.
10. James Gleick, Genius: Richard Feynman and Modern Physics, Little, Brown, 1992.
11. Alan Greenspan, The Age of Turbulence, The Penguin Press, 2007.
12. 김영한, 『스티브 잡스의 창조카리스마』, 리더스북, 2006.
13. 한국한의학연구원, 『음악과 한의학』, 1998.
14. Frances H. Rauscher, Gordon L. Shaw, Katherine N. Ky, "Music and Spatial Task Perfomance", Nature 365, 611(1993).
15. 『天山金眞召神父古稀紀念論叢』, 한국사회와 천주교, 흐름, 2007.
16. 법정, 『오두막 편지』, 이레, 2007.
17. 윤영수, 채승병, 『복잡계 개론』, 삼성경제연구소, 2005.
18. 立花隆, 『腦を鍛える』, 新潮社, 2000.
19. 新井康允, 『女子腦 男子腦』, 講談社, 1994.
20. 大島淸, 『腦科學講座』, 나쓰메사, 2003.